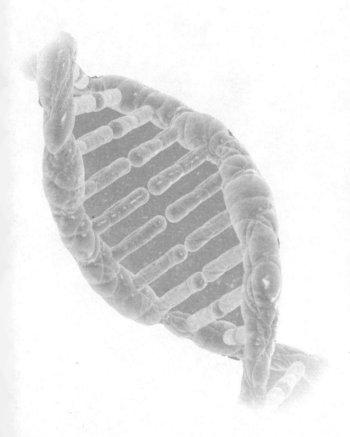

邱晓芳
时　鹏 /著

生命的语言

揭示人类基因的奥秘

〃〃中国纺织出版社

国家一级出版社
全国百佳图书出版单位

前 言
Preface

1990 年，注定是不平凡的一年，一项堪比登月计划的伟大工程——人类基因组工程启动了。地球上最强大的六个国家加入了这个项目，计划用 30 亿美元和 15 年时间，解开人体全部基因密码，并绘制出人类基因图谱。在混沌中前行了数千年的人类，试图翻看上帝的底牌。

而这一年，一个已步入中年名为克雷格·文特尔的人闯入了上帝的视野。他曾经做过美国大兵，还曾经因为找不到生命的意义而选择自杀，也曾经在战后发奋学业。不过，除了岁月留在他脸上的沟壑外，这一年，他在事业上仍然无所建树。

但上帝知道，这个人将来会给自己带来麻烦。

7 年过去了，在耗费巨额资金和一半预计时间，基因组工程项目仅完成 3% 测序工作的情况下，文特尔站到了人类舞台的中央。

他宣称将以一人之力，用他独特的办法，独立完成人类基因图谱。文特尔宣称，他个人公司的测序将比六国联手的速度还快，"战争将在 3 年内结束"。

文特尔并非吹牛，他的底气源于他 1991 年发现的新测序方法，名为"霰弹枪术"。在这个方法中，基因被粉碎成大量细小的片段，交由计算机鉴别，最后再拼接到一起，效率得到极大提升。过去 7 年，人类自我解码只完成了 3%，而文特尔用自己的方法在短短三年内就完成了 90%。

2000 年 6 月 26 日，美国总统克林顿在白宫宣布由美英日德法中 6 国参与的人类基因组工作草图绘制完成。这是人类有史以来制作的最重要、最惊人的图谱。

而事实上，早在 2000 年 4 月 6 日，文特尔就已宣布完成了基因测序工作，并试图申请专利。

从这一刻起，我们从上帝的手中拿到了记载人类生命语言的天书。书中写着人类的荒蛮历史，也同样写着人类的进化未来。

如同打开的潘多拉魔盒，短短几年内，测序技术不停更新，天书的成本不断下降。

个人基因组测序成本由最早的 1000 ～ 5000 万美元，到 2010 年的 5000 美元。而今，私营机构的检测成本已低至数百美元。

不过上帝留下的生命语言可没那么好懂。

面对着由 30 亿个碱基对组成的人类天书，我们虽然笨拙地抄下了全部语句的内容，却并不理解大部分语句的含义。

绘制完人类基因图谱 10 年后，文特尔和他的团队用人工基因组合成出地球上第一个"人造生命"。为了追踪和留念，文特尔在这个特殊生命中加入了一段 DNA 水印。水印中有他的名字和邮箱，以及一句诗——

去生活，去犯错，去跌倒，去胜利，去用生命再创生命。

把生命数据化，这是文特尔的又一次尝试。他提出让每个人通过一个平台就能够浏览自己的各种生命数据，包括基因组数据、医疗记录数据和生理数据等不同维度的数据。

文特尔预言，未来 10 年内，医生将消失，人工智能将远远超过目前最优秀的医生。医学博士们将更多扮演"生命指导员"角色，不再做具体的诊断，只给出辅助性建议。

事实上，并不仅仅只有文特尔懂得这些基因信息的价值所在。美国各大互联网巨头也纷纷开始布局生命数字化领域，包括谷歌、IBM、微软和亚马逊等信息时代的巨头。

目前，基因解密速度正在不断加快。基因检测在遗传病、病源、肿瘤等方面都有着极佳表现，然而这种表现很快被神话。

在基因解密的热潮中，有人试图通过基因了解家族起源、性格倾向，甚至职场定位。

对于幼儿，检测机构的广告语更充满诱惑，基因不但能测出智商、情商、性格、体育和艺术潜质……似乎用一口唾液就可预测出这个尚在襁褓中的婴儿是未来的莫扎特还是达·芬奇。

这种对基因简单粗暴的理解，事实上和算命无异。基因的密码还远没有被解开，大部分真相还在被深深的掩藏，我们目前所看到的仅仅是冰山的一角。

本书所要做的正是从什么是基因开始，为大家讲述目前我们已经解码的生命语言。希望能够揭开基因的神秘面纱，破除大家对基因的种种神话理解，还原一个真实的基因科学。

邱晓芳

2018.4

目 录
Contents

生命的语言

揭示人类基因的奥秘

Chapter 3

第三章

基因变异与遗传病

第四章

基因与大健康：贯穿一生的健康管理

Chapter 4

Chapter 5

第五章

认识第二个自己——肠道菌群

第一章

什么是基因

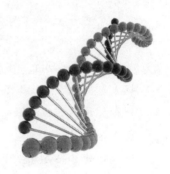

近几年，基因检测行业非常火暴。如果在百度知道上搜索"基因检测"，你会得到近380万个问题，其中很大一部分都是在咨询"基因检测的意义有多大？""基因检测真的有用吗？""基因检测需要多少钱？"

事实上，伴随着精准医疗的提出，本已热门的遗传基因检测更是被越来越多的人提及并关注。自2003年第一个人类基因组被测序后（当时花费为30亿美元），由于技术的更新和费用的降低，跟基因相关的检测技术及服务开始大量涌现。以往显得略有些神秘的基因科学和相关的检测技术，正在随着不断涌现的"互联网＋个人基因检测"的公司，飞入寻常百姓家。

可以说，基因检测正在引发未来的一场医学革命！那么什么是基因呢，基因检测又有什么用呢？

1.1 神奇的基因

　　我们每个人从一出生就是这个世界上独一无二的特殊存在。

　　我们有男有女，长相各不相同。但是正像俗语说的那样："龙生龙，凤生凤"，我们或多或少会与自己的爸妈看起来相似，这种现象称之为遗传。而基因正是生物遗传物质的最小单位。

基因在哪里？它是什么样子

　　拿人体来说，我们的生命起源于一个受精卵。这个受精卵携带了分别来自父亲和母亲的各 23 条染色体。而基因正是位于这些染色体上。

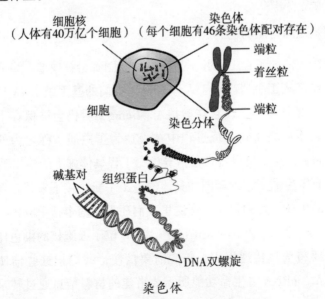

染色体

不过染色体并不是一个单一的物质，它本质上主要是由脱氧核糖核酸（DNA）和蛋白质组合而成，而基因就是具有遗传效应的 DNA 片段。

DNA 是由三个部分——碱基、脱氧核糖和磷酸根——所组成的双螺旋结构。其中碱基有 A（腺嘌呤 adenine）、T（胸腺嘧啶 thymine），C（胞嘧啶 cytosine）和 G（鸟嘌呤 guanine）。

如果把人体看作是一个巨大的工程的话，那么工程的蓝图就是藏在 DNA 中的遗传天书——人类基因组，而 A、T、C、G 正是书写天书的最小字符。这些字符三个一组，组成密码子，通过不同的组合排列记录天书的内容。从受精卵开始，生命体就从这本天书中选择不同的章节来搭建不同功能的细胞，并让它们各司其职，执行相应的功能。每个人的天书内容都略有不同。但是，如果在这本天书中某个关键章节甚至是字符出现了改变，就会引起严重后果。

基因是如何行使功能的

在生命的工程中，并不是所有的蓝图都会被建造。事实上，还需要有施工手册。对于人体来说，我们的基因组 DNA 只有很小的一部分被表达，它在剪接（splicing）后仍会被保存下来，并可在蛋白质生物合成过程中被表达为蛋白质，称之为外显子（exon），这个可以看作是指导生命工程具体施工的施工手册。

有了生命工程的蓝图和具体的施工手册，接下来就是要搭建具体的生命工程项目了。在这里我们还需要两个帮手 mRNA（信使 RNA）和 tRNA（转运 RNA）。DNA 位于细胞核的染色体内，所以要将信息传递出去，首先需要信使，我们把这些信使叫做 mRNA。mRNA 将生命功能所需要搭建的材料信息通过转录的形式带出细胞核，再召集它的好搭档搬运工 tRNA 根据要求在细胞中招募相应的氨基酸，组成蛋白质，这一过程称之为翻译，最后在细胞的进一步精细加工下成为具有生物功能的成熟蛋白。这些成熟的蛋白就是人体中多种生物功能的具体执行者，参与实现多种生命活动。

人类基因解密

21 世纪，随着科学技术迅猛发展，人类借助科学手段对基因的认识达到了一个非常高的水平。2000 年，被称为人类"生命天书"的人类基因组序列图绘制完成。这个划时代的成果使得我们对人类自身及疾病的认识发生了革命性的变化。

人类基因组计划是一项规模宏大、跨国学科的科学探索工程。其宗旨为测定组成人类染色体（单倍体）中所包含的 30 亿个碱基对所组成的核苷酸序列，从而绘制人类基因组图谱，并且辨识其载有的基因及其序列，达到破译人类遗传信息的最终目的。这是人类为探索自身奥秘所迈出的重要一步。截至 2005 年，人类基因组计划的测序工作已经完成。其中，2001 年人类基因组工作草图的发表（由公共基金资助的国际人类基因组计划和私人企业塞雷拉基因组公司各自独立完成，并分别公开发表）被认为是人类基因组计划成功的里程碑。

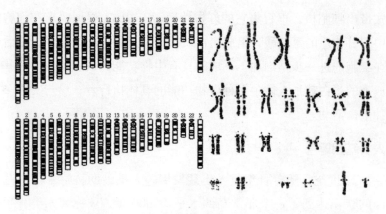

人类基因组

人类基因组由 23 对染色体（共 46 条）构成，其中包括 22 条常染色体（男女相同）和一对性染色体（女性由 XX 染色体构成，男性由 XY 染色体构成）。每一条染色体均含有大量的基因，在基因与基因之间，会有一段可能含有调控序列和非编码 DNA 的基因间区段。人体内估计约有 20000 ～ 25000 个基因编码蛋白质，甚至比某些原始生物还要少，但是通过选择性剪切等方式，人类基因的编码效率极高，最终编码生成的功能性蛋白质组规模远超原始生物。

人类的基因具体是如何传递给下一代的呢？是爸爸的信息传递多些，还是妈妈的信息传递多些？有哪些可循的规律？解密这些规律对我们有哪些重要的意义呢？

小·知识

人类基因组：人类基因组，又称人类基因体，是指人的基因组，由 23 对染色体组成，其中包括 22 对常染色体、1 条 X 染色体和 1 条 Y 染色体。人类基因组含有约 31.6 亿个 DNA 碱基对，碱基对是以氢键相结合的两个含氮碱基，以腺嘌呤（A）、胸腺嘧啶（T）、胞嘧啶（C）和鸟嘌呤（G）四种碱基排列成碱基序列，其中 A 与 T 之间由两个氢键连接，G 与 C 之间由三个氢键连接，碱基对的排列在 DNA 中也只能是 A 对 T，G 对 C。其中一部分的碱基对组成了大约 2 万～2.5 万个基因。

全世界的生物学与医学界在人类基因组计划中，调查人类基因组中的真染色质基因序列，发现人类的基因数量比原先预期的少得多，其中的外显子，也就是能够制造蛋白质的编码序列，只占总长度的约 1.5%。

RNA（核糖核酸）：存在于生物细胞以及部分病毒、类病毒中的遗传信息载体。RNA 由核糖核苷酸经磷酸二酯键缩合而成长链状分子。一个核糖核苷酸分子由磷酸、核糖和碱基构成。RNA 的碱基主要有 4 种，即 A（腺嘌呤）、G（鸟嘌呤）、C（胞嘧啶）、U（尿嘧啶），其中，U 取代了 DNA 中的 T。

外显子（expressed region, exon）：是真核生物基因的一部分，它在剪接（splicing）后仍会被保存下来，并可在蛋白质生物合成过程中被表达为蛋白质。外显子是最后出现在成熟 RNA 中的基因序列，又称表达序列。

内含子（intervening region, intron）：是真核生物细胞 DNA 中的间插序列。断裂基因的非编码区，可被转录，但在 mRNA 加工过程中被剪切掉，故成熟 mRNA 上无内含子编码序列。内含子可能含有"旧码"，就是在进化过程中丧失功能的基因部分。正因为内含子对翻译产物的结构无意义，不受自然选择的压力，所以它比外显子累积有更多的突变。

信使 RNA（mRNA）：信使 RNA 是由 DNA 的一条链作为

模板转录而来的、携带遗传信息的能指导蛋白质合成的一类单链核糖核酸。

转录（transcription）：是遗传信息从 DNA 流向 RNA 的过程。即以双链 DNA 中的确定的一条链（模板链用于转录，编码链不用于转录）为模板，以 ATP、CTP、GTP、UTP 四种核苷三磷酸为原料，在 RNA 聚合酶催化下合成 RNA 的过程。

转运 RNA（tRNA）：是具有携带并转运氨基酸功能的类小分子核糖核酸，由一条长 70～90 个核苷酸并折叠成三叶草形的短链组成的。

蛋白质的翻译（protein translation）：意思就是把核酸中由 A、G、C、T/U 四种符号组成的遗传信息破读为蛋白质分子中的 20 种氨基酸排列顺序。翻译过程可分为起始、延长、终止三个阶段。

剪接（splicing）：在切除内含子后，把保留的 mRNA 连接起来。

1.2 基因是如何遗传的

在遗传学知识匮乏的古代，很多国家的王室成员都认为，和一般平民相比，自己的血统是高贵的，特质是最优良的，希望自己的这些特质能够被后代们继承，因此不惜选择频繁的近亲结婚。然而，人类基因遗传有其自身规律，这样的做法并没有使他们所认为的优良特质继续传递，反而带来了灾难性的后果。

　　著名的哈布斯堡家族，曾是欧洲历史上影响力最大、统治领地最广的王室。其成员出任过奥地利、匈牙利、英格兰、荷兰、德国等国的君主，权倾几个世纪。但与他们辉煌的统治历史一样著名的，是一种在家族传递了近500年的哈布斯堡唇疾病。

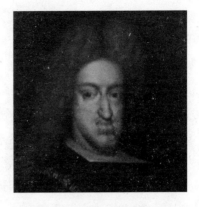

哈布斯堡王朝的最后一位统治者
卡洛斯二世

　　15 世纪以来，哈布斯堡王朝就流行皇室亲戚通婚。在哈布斯堡家族的 11 次重要婚姻中，9 次属于近亲结婚。频繁的近亲结婚也导致了这个家族的基因畸形，这就是哈布斯堡唇，它的典型外貌特征就是下颌向前突出，导致前上门牙像头牛犬一样突出，嘴唇外翻，难以闭拢。哈布斯堡家族有一位皇帝就因为这样怪异的长相而被迫提前退位。但基因畸形带给这个家族的不仅仅是外貌上的诅咒。

　　1739 年，弗兰兹二世娶了他的表妹（他们有相同的四个祖父母），他们的儿子费迪南德一世出生时，身体萎缩、脑积水，还有羊痫风症状。当然哈布斯堡唇也少不了，他有一条嘴巴都没法包住的大舌头，没法咀嚼，说话困难。他的智商也很低，最快乐的消遣方式就是坐在垃圾桶里，在王宫的地板上打转。但是，就算情况如此糟糕，费迪南德一世还是当了 18 年的皇帝。

　　哈布斯堡王朝并不是唯一一个因近亲结婚而陷入基因畸形泥沼的王室，事实上欧洲很多世袭王室都患上了基因遗传病。英王乔治三世（1738 ~ 1820），晚年备受精神病困扰；丹麦克里斯蒂安七世（1749～1808），最喜欢做的事件就是在宫殿乱跑，砸烂家具，打碎玻璃，在大街上殴打无辜平民，同时他还表现出严重自残倾向，他常常猛撞自己的头，拿利器割伤自己；俄国皇帝保罗一世（1745～1801）可能已经是偏执精神分裂症患者，例如，1797年，他禁止人们穿系鞋带的鞋子，甚至为此派军队到街上巡查，一经发现有人穿这种鞋子，就会立刻执行死刑。可以说，18世纪初，整个欧洲都笼罩在疯王的阴影里。19世纪，一个名为血友病的遗传性疾病因近亲结婚波及欧洲四个国家的皇室贵族，这在历史上绝无仅有。

相比欧洲频繁的近亲结婚，古代中国的情况要好很多，似乎，我们祖先在两千多年前就已经认识到了近亲结婚的危害。先秦时期，周礼就有"男女同姓，其生不蕃""同姓不婚，惧不殖也"的说法，大致意思是说，同一个姓氏的最好不要结婚，结婚了生的宝宝可就不正常了。如果严格执行这套同姓不通婚制度，这会比咱们今天禁血亲不禁同姓还要严格。除了同姓不能结婚外，古人在宗族内部，也从家族伦理角度进一步规范了通婚行为，有了"五服以内亲属禁止结婚"的禁忌，五服指的是五种丧服，在中国古代社会，以丧服来表示亲属之间血缘关系的远近以及尊卑关系。

不过，虽然这些繁杂的通婚伦理制度看似杜绝了近亲通婚的可能，但实际上，它只是在父系方面作了限制，因为当时的人们认为，子女身上流的血是父亲的。但对于来自于母亲那一边的亲戚，如姑舅两姨兄弟姐妹结婚是不加禁止的，因为他们不是同姓，允许其结婚，还可以亲上加亲。这样的近亲结婚同样会导致类似欧洲王室的悲剧。例如，晋武帝司马炎与姨表妹结婚，就生了个白痴儿子司马衷，也就是后来的晋惠帝。晋惠帝留下了千古流传的何不食肉糜的笑话：大饥荒的时候，大臣跟他说："怎么办，全国的臣民都要因为没粮食吃，快要饿死了……"晋惠帝机灵地回答说："没有粮食，可以吃肉呀。"

那么基因究竟是如何遗传的呢？为什么近亲结婚会产生这样的后果？要理解这些问题我们首先要了解人类基因的遗传方式。从总体上看，人类的遗传方式分为单基因遗传和多基因遗传。其中单基因遗传方式，又称孟德尔遗传方式，在这种遗传方式中，人体的性状是由一对等位基因控制，只要单个基因发生突变就足以改变这个性状的表型。这些性状在疾病中体现得最为明显。上述故事中提到的家族中所传递的就多为单基因遗传病，这些疾病也为认识人类的遗传方式打开了一扇大门。

遗传病是指遗传物质发生改变或者由致病基因所控制的疾病，通常具有垂直传递和终身性的特征。因此，遗传病具有由亲代向后代传递的特点。遗传病常为先天性的，也可后天发病。

根据所涉及的遗传物质，遗传病分为三大类。

染色体病或染色体综合征

遗传物质的改变在染色体水平上可见，表现为数目或结构上的改变。由于染色体病累及的基因数目较多，故症状通常很严重，累及多器官、多系统的畸变和功能改变。如唐氏综合征就是 21 号染色体异常所致。

唐氏综合征

不过这类遗传病的发病多为偶发性疾病，患者父母多正常，没有家族史，患者多无生育能力，代代相传的几率很小。疾病的发生多与高龄生育、不良环境等因素密切相关。

单基因遗传病

这是一类可以在家族中广泛传递的疾病。前文中提到的多种皇室遗传病，基本上都是单基因遗传病所致。在遗传学上，每个正常人身上可能携带有几个甚至十几个有害的隐性"致病"基因，当夫妇两人无血缘关系时，这时两人身上相同的"致病基因"很少。而近亲结婚却大大增加了这些有害致病基因纯合的几率，由此造成不良后果。

具有关医学研究报道，人类单基因病约有3300多种，其遗传方式及再发风险符合孟德尔遗传学规律，具体地讲有以下几种遗传方式。

（1）常染色体显性遗传。

常染色体显性遗传（autosomal dominant，AD）指位于常染色体上的两个等位基因中，如有一个基因发生突变，这个突变基因的异常效应就能显示发病，这类疾病已达1700多种。如家族性多发性结肠息肉，多指、并指等。

其遗传系谱特点是：遗传与性别无关，男女发病机会均等，患者双亲往往有一方为患者；若双亲无病，子女一般不发病；患者常为杂合型，若与正常人婚配，其子女患病概率为50%；常见连续几代的遗传。显性致病基因有时由于内外环境的影响，杂合子个体携带显性致病基因并不表达，称之为不完全外显。常染色体显性遗传病的外显率为60% ~ 90%。

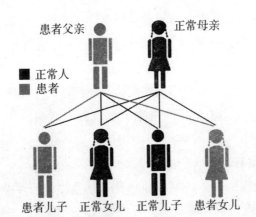

常染色体显性遗传

（2）常染色体隐性遗传。

常染色体隐性遗传（autosomal recessive，AR）指位于常染色体上的两个等位基因中，必须有异常等位基因的两个拷贝（隐性基因纯合）时才会出现常染色体隐性遗传病。此类遗传在某些人群中可有高比率的杂合子或携带者。

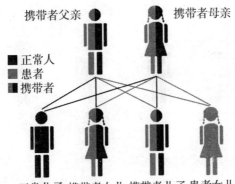

常染色体隐性遗传

常染色体隐性遗传病的谱系特点是：男女发病机会均等，发病与性别无关；双亲为无病携带者，子女发病概率为25%；常是越代遗传；近亲婚配时，子女中隐性遗传病患病率大为增高。如苯丙酮尿症在人群中随机婚配时，发病率为1:14500；表兄妹婚配则为1:1700。全身性白化病在人群中发病率为1:40000，表兄妹婚配则为1:3600。

（3）性连锁遗传病。

性连锁遗传病（sex-linked）指致病基因位于性染色体上（X或Y），男女发病率有显著差异。如红绿色盲、血友病。已确定这类疾病近200种。其中，X连锁隐性遗传的致病基因一般是父传女，母传子，即所谓交叉遗传；患者可隔代出现，人群中男性患者远较女性患者为多。

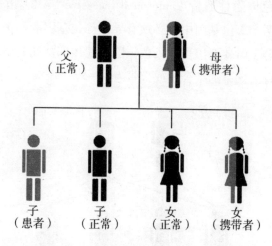

X连锁隐性遗传

（4）母系遗传的线粒体遗传病。

线粒体是细胞内提供能量的细胞器，人类线粒体DNA

（mitochondrial DNA，mtDNA）是独立于细胞核染色体外的另外
一个基因组，它能自主复制。人类 mtDNA 是长 16569bp 的环状
双链分子，含 37 个基因。

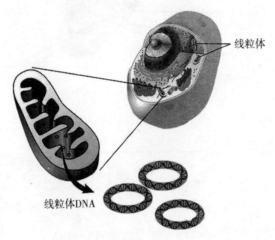

线粒体及线粒体基因

　　线粒体是细胞内产生能量的细胞器。除了红血细胞，它存
在于人体内的每一个细胞中。线粒体的主要功能是提供细胞所
需要的能量——三磷酸核苷酸（ATP）。线粒体疾病往往是由于
mtDNA 的突变造成的，从而影响线粒体的功能。广义的线粒体
疾病还包括由细胞核编码的线粒体蛋白突变而造成的功能不正常
（多为常染色体隐性遗传，也有常染色体显性遗传或 X 连锁遗
传）。这些疾病往往是遗传的。而由于线粒体在细胞内起关键作
用，这些疾病又往往是致命的。

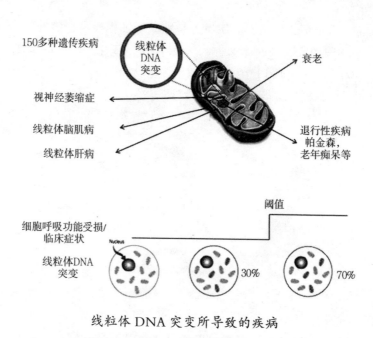

线粒体 DNA 突变所导致的疾病

　　线粒体基因病的遗传方式为母系遗传。因为卵子与精子细胞核的结合是对等的，但细胞质的结合是远远不对等的。在绝大多数情况下，突变的线粒体 DNA 通过母亲卵子细胞质的线粒体传给子代。此外，一个细胞的细胞质中可有几千个线粒体 DNA 分子，如果在某个特定位点上所有这几个 mtDNA 分子都为同一基因，此细胞可称为纯质（homoplasmy）；但如果一个细胞的数千个 mtDNA 分子在这个位点上同时存在正常基因和突变基因，这就成为杂质（heteroplasmy）。一般来说，突变的 mtDNA 的数量超过一定限度时，会出现临床症状（阈值）。突变 mtDNA 所占比例与临床症状的表现程度相关。传递突变的母亲可为患者，也可是表现正常的杂质携带者。

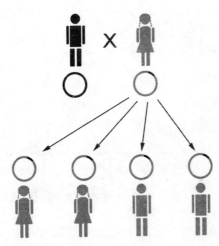

线粒体基因病（mtDNA）的母系遗传方式

多基因遗传方式与多基因遗传病

事实上，人类的遗传方式十分复杂，我们的多数性质包括身高、体重、智商、外貌等并不是由单个基因决定的，而是涉及多个基因。同样的，单基因遗传病只是人类遗传病的一小部分。很多常见的疾病都涉及多个基因作用。与单基因病不同的是，这些基因没有显性和隐性的关系，每个基因只有微效累加的作用，因此，同样的疾病，不同的人由于可能涉及的致病基因数目上的不同，其病情严重程度、复发风险均可有明显的不同，且表现出家族聚集现象。如唇裂就有轻有重，有些人同时还伴有腭裂。值得注意的是多基因病除与遗传有关外，环境因素影响也相当大，故又称多因子病。很多常见病如哮喘、唇裂、精神分裂症、无脑儿、大多数类型的高血压、糖尿病等多为多基因病。

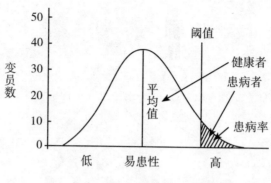

多基因遗传病的易患性

在多基因遗传病中，若干微效致病基因的累加作用，由遗传基础和环境因素的共同作用，决定了个体是否易于患病，这称为易患性。易患性的变异呈正态分布，即群体中大多数个体的易患性都接近平均值，易患性很低和很高的个体数量都很少。当个体的易患性高达一定水平即达到一个限度时，个体就将表现出病症。这个易患性的限度称为阈值。这样，连续分布的易患性变异就被阈值划分为两部分：大部分为正常个体，小部分为患者。阈值代表在一定的环境条件下，发病所必需的、最低的易感基因（即致病基因）的数量。

小·知识

性状：生物的形态、结构、生理特征称为性状，比如人的眼睑形态就是一种性状，这种性状有不同的表现形式：双重睑（俗称双眼皮）、单重睑（俗称单眼皮），其中单重睑为隐性，双重睑为显性。我们把它们称为相对性状（其概念是同种生物同一性状的不同表现类型）。性状是由基因控制，控制显性性状的为显性基因（用大写字母，如 A），控制的隐性性状的为隐性基因（用小写字母，如 a）。

等位基因（allele, allelomorph）：一般指位于一对同源染色体的相同位置上控制着相对性状的一对基因。

外显率（penetrance）：是指一定环境条件下，群体中某一基因型（通常在杂合子状态下）个体表现出相应表型的百分率。等于 100% 时称为完全外显（complete penetrance），低于 100% 时则为不完全外显（incomplete penetrance）或外显不全。譬如，玉米形成叶绿素的基因型 AA 或 Aa，在有光的条件下，应该 100% 形成叶绿体，基因 A 的外显率是 100%；而在无光的条件下，则不能形成叶绿体，我们就可以说在无光的条件下，基因 A 的外显率为 0。

纯合子（homozygote）：指同一位点上的等位基因相同的基因型个体，即遗传因子组成同。如 AA，aa。相同的纯合子间交配所生的后代不出现性状分离。

杂合子（heterozygote）：指同一位点上的等位基因不相同的基因型个体，即遗传因子组成不同。如 Aa。杂合子间交配所生的后代会出现性状分离。

1.3 解读人类基因组天书

载有人类庞大遗传信息的基因组，是一部由 30 亿个碱基对排列组合而成的"天书"。里面有我们的"自传"，更蕴含着生命延续进化的密码。

人类基因组学（Human Genomics）

人类基因组是人类所有基因（遗传单位）的总和。而人类基因组学是研究人类基因组的科学。基因组学有两个最主要的理念；

（1）生命是序列的。

这个理念源自沃森（Watson）和克里克（Crick）1953 年的一个论点："碱基序列是携带遗传信息的密码"。前面我们介绍，DNA 的信息是由 ATCG 四种碱基书写的。由于 DNA 的双链结构，每个碱基都以 A–T、G–C 的配对方式和对应的碱基形成一个碱基对，即 1 个 bp（base pair），1bp 可以理解为 DNA 天书上的一个字节。在不同的基因中，碱基排列的顺序不同，所产生的蛋白质也不同。这些蛋白质有的作用细胞的结构成分，有的参与调节细胞的代谢功能。

（2）生命是数字的。

这个理念来自苏尔斯顿（Sulston）和费里（Ferry）2002 年的描述："代代相传的生命指令不是模拟的，而是数字的。"

基于这两个理念，现阶段的基因组学有两项主要的核心技术：

①序列分析：即测序（sequencing），指分析特定基因片段的碱基序列排列方式。

②信息学分析：即生物信息学（Bioinformatics），也称计算基因组学（Computational Genomics），是运用计算机技术和信息技术对基因组研究数据进行计算分析和建模的学科。

可以说，基因组学就是把生命"序列化"和"数字化"，序列分析（包括 DNA、RNA、甲基化组等测序）旨在"拿到"

生命这本天书，信息学分析就是要借助计算机和相关软件来"读懂"这本"天书"。

人类基因组概貌

人类单倍体核基因组的大小，根据欧洲分子生物学实验室生物信息学中心（European Molecular Biology Laboratory– European Bioinformatics Institute，EMBL–EBI）和 Sanger 中心（Wellcome Trust Sanger Institute，WTSI）共同开发的软件 Ensembl 数据库 2012 年 7 月发表的数据，女性为 3 036 303 846 bp，男性为 2 940 406 852 bp，接近 3000Mb 或 3Gb。人类单倍体核基因组由 24 个 DNA 分子组成（22 条常染色体和 X 染色体、Y 染色体，1 条染色体为 1 个 DNA 分子）。最大的 1 号染色体 DNA，长约 250Mb，约占全基因组的 8%，最小的 21 号染色体 DNA，长约 48Mb，只占全基因组的 1.5% 左右。

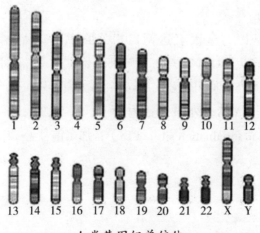

人类基因组单倍体

编码蛋白的基因

人类基因组可以分为基因序列（编码蛋白的基因序列）和基因间序列（intergenic sequences）。编码蛋白的基因，即通常所说的基因，是人类基因组中最具

多个国际大型数据库根据人类基因组参考序列，会不断适时更新人类编码蛋白基因的数目，但数据略有差异，有兴趣的读者可以通过以下链接进行搜索：

http://asia.enesmbl.org/

https://www.ncbi.nlm.nih.gov/projects/CCDS/

https://genome.ucsc.edu/ENCODE/

生物学功能意义的部分。根据 2003 年发表的人类基因组精细图，估计人类基因组含有 2 万 ~ 2.5 万个编码蛋白的基因。编码蛋白基因的识别，是由计算机相关识别软件进行的。

事实上，一般一个完整的人类编码蛋白基因，总长度应该包括以下部分：

上游基因与基因表达调控相关的序列（TATA 框，CAAT 框，启动子以及 CpG 岛等）；转录起始位点（transcription start site，TSS）；5′ 非翻译区（5′-untranslated region，5′-UTR）；起始密码子 ATG；外显子；内含子；3′-UTR；转录终止子（transcription termination site，TTS）；加尾信号（polyadenylation signal）。

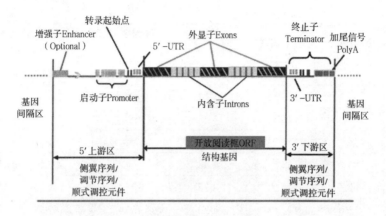

编码蛋白基因结构

    人类基因组中的编码蛋白序列的总长度约为 35Mb，只有人类基因组的 1% 左右。

    基因在人类基因组中并不是均匀分布的，其中约 20% 的人类基因组是几乎没有基因的 "沙漠" 地区（通常指长度超过 500kb 而不含基因的区域），当然，也有很多基因密集区。其中人类的第 17 号染色体基因密度最高，达 12.6 个基因 /Mb；而 Y 染色体基因密度特别低，只有 0.9 个基因 /Mb。

人类染色体大小和基因密度

染色体	大小（Mb）	占基因组比例（%）	基因数目（个）	基因密度（个基因 /Mb）
1	249.2	8.04	2014	8.1
2	243.2	7.84	1238	5.1
3	198.0	6.38	1049	5.3
4	191.0	6.17	749	3.9
5	181.0	5.85	859	4.7

（续表）

染色体	大小（Mb）	占基因组比例（%）	基因数目（个）	基因密度（个基因/Mb）
6	171.1	5.53	1026	6.0
7	159.1	5.14	878	5.5
8	146.3	4.73	682	4.7
9	141.2	4.56	784	5.5
10	135.5	4.38	740	5.5
11	134.9	4.36	1280	9.5
12	133.8	4.32	1034	7.7
13	114.1	3.72	311	2.7
14	107.3	3.47	634	5.9
15	102.5	3.31	594	5.8
16	90.3	2.92	835	9.2
17	81.2	2.62	1024	12.6
18	78.0	2.52	217	2.8
19	59.1	1.91	413	7.0
20	63.0	2.03	538	8.5
21	48.1	1.55	227	4.7
22	51.2	1.66	445	8.7
X	155.2	5.02	826	5.3
Y	59.4	1.92	54	0.9
合计	3094.8	100	18 447	5.96

自 Vega（VEGA48）。其染色体大小不包括 MHC 及 LRC 区域，基因数目统计中也不包括 IG 和 TR 基因。

资料来源：《医学遗传学》

假基因

顾名思义，这是一类和真基因很相似但是没有可检出生物学功能的基因。假基因可能是基因进化过程中的副产物。假基因的存在是真核生物组的重要特征之一，根据 Ensembl 数据库（2013年 1 月）的统计，人类基因组中的假基因总数为 13 430 个，几乎为真基因的 2/3。

非编码 RNA

在人类的基因组中有很多区域能够进行转录，但却并不翻译成蛋白质。不过这些转录的非编码 RNA（non-coding RNA，ncRNA）并不是毫无用处，事实上它们的作用非常大。它们中含有很多功能因子，在精确控制基因的表达、细胞的增殖和分化、个体的生长和发育尤其在进化上都具有重要意义。

CpG 岛（CpG islands）

指基因组的一些区域，一般位于基因的 5′ 端，含有大量以磷酸二酯键 p 紧密相连的胞嘧啶（C）和鸟嘌呤（G）。CpG 岛具有多方面的重要意义，与基因组序列甲基化及基因表达有关（DNA 甲基化在调节基因转录表达、调控细胞正常分化与发育以及癌症发生的调控等多方面都有重要作用）。

重复序列

人类基因组中存在着大量的重复序列，这也是高等真核生物基因组的最重要特征之一，因此也是基因组分析的最重要内容之一。其中各类重复序列占人类基因组的 50% 以上。

基因变异

基因变异是指基因的 DNA 序列发生改变，小至单个核苷酸的变化，大至几百万个核苷酸的变化。引起变异的因素有生物因素、化学因素和物理因素。对于一个物种或者群体而言，变异带来了物种的多样性，正是由于种种变异，才让地球拥有了如今这样多的生命种类。

基因变异是基因组学中最重要的研究内容之一。对变异的鉴定和分析，可以作为研究基因组进化、物种的起源和演变、基因与表型的相关性等所有生物学问题的基础，也是基因组概貌分析的主要内容。基因组变异的主要类型有以下几种：

（1）**单核苷酸多态性**（Single nucleotide polymorphism，SNP）。

指在基因组水平上由单个核苷酸的变异所引起的 DNA 序列多态性。它是人类可遗传的变异中最常见的一种，占所有已知多态性的 90% 以上。我们可以简单得理解为，在基因组这本书里发生了某个字的改变。有时是一个字变成了另外一个字，如 A 变成了 C，或 G 变成了 T；有时是遗漏了某个字或是插入了某个字等。

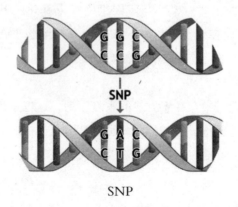

SNP

（2）**拷贝数变异**（Copy number variation，CNV）。

拷贝数变异是指基因组区段的插入、缺失或重复。一般指长度为 1 kb 以上的基因组大片段的拷贝数增加或者减少，主要表现为亚显微水平的缺失和重复。与 SNP 相比，它更像是基因天书中某个段落，甚至章节的缺失或重复。

拷贝数变异是基因组结构变异（Structural variation，SV）的重要组成部分。它主要造成基因的缺失和重复。CNV 位点的突变率远高于 SNP，是人类疾病的重要致病因素之一。

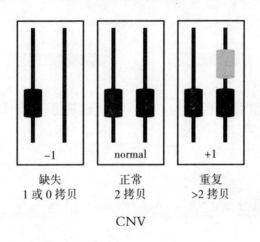

缺失　　　　　正常　　　　　重复
1 或 0 拷贝　　2 拷贝　　　>2 拷贝

CNV

（3）其他基因组结构变异。

除了能够造成基因缺失或重复的拷贝数变异外，在基因组的变异类型中还有两种主要的类型——易位和倒位，即某一个基因组区域的位置和方向变了，但不涉及 DNA 拷贝数目的变化。

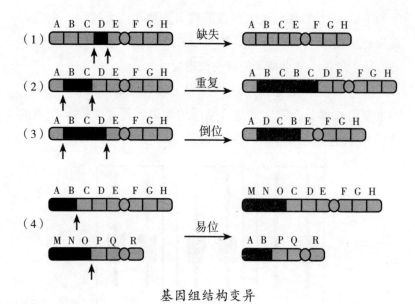

基因组结构变异

单倍体：染色体倍性是指细胞内同源染色体的数目，其中只有一组的称为"单套"或"单倍体"。需要注意的是，单倍体与一倍体（体细胞含一个染色体组的个体）有区别。有的单倍体生物的体细胞中不只含有一个染色体组。绝大多数生物为二倍体生物，其单倍体的体细胞中含一个染色体组，如果原物种本身为多倍体，那么它的单倍体的体细胞中含有的染色体组数一定多于一个。如四倍体水稻的单倍体含两个染色体组，六倍体小麦的单倍体含三个染色体组。

拷贝数（copy number）：是指某基因（可以是质粒）在某一生物的基因组中的个数，单拷贝就是该基因在该生物基因组中只有一个，多则指有多个。

拷贝数变异（CNV）：是由基因组发生重排而导致的，一般指长度为 1 kb 以上的基因组大片段的拷贝数增加或者减少，主要表现为亚显微水平的缺失和重复。

碱基对（base pair, bp）：碱基对是形成 DNA、RNA 单体以及编码遗传信息的化学结构。组成碱基对的碱基包括 A、G、T、C、U。严格地说，碱基对是一对相互匹配的碱基（即 A—T, G—C, A—U 相互作用）被氢键连接起来。然而，它常被用来衡量 DNA 和 RNA 的长度（尽管 RNA 是单链）。

转录的起点：是指与新生 RNA 链第一个核苷酸相对应的 DNA 链上的碱基，研究表明通常为一个嘌呤（A 或 G），即 5′ UTR 的上游第一个碱基。

TATA 框（TATA box / Hogness box）：是构成真核生物启动子的元件之一。其一致顺序为 TATAATAAT（非模板链序列）。它约在多数真核生物基因转录起始点上游约 −30bp（−25～−32bp）处，基本上由 A-T 碱基对组成，是决定基因转录始的选择，为 RNA 聚合酶的结合处之一，RNA 聚合酶与 TATA 框牢固结合之后才能开始转录。

CAAT 框（CAAT box）：其一致顺序为 GGCTCAATCT，是真核生物基因常有的调节区，位于转录起始点上游约 −80bp 处，可能也是 RNA 聚合酶的一个结合处，控制着转录起始的频率。

启动子（promoters）：RNA 聚合酶特异性识别和结合的 DNA 序列。启动子是基因（gene）的一个组成部分，控制基因表达（转录）的起始时间和表达的程度。启动子就像"开关"，决定基因的活动。

终止子（terminator）：是给予 RNA 聚合酶转录终止信号的 DNA 序列。在一个操纵元中至少在构基因群最后一个基因的后面有一个终止子。

5′ 非翻译区（5′ UTR）：5′ 非翻译区是指成熟 mRNA 位于编码区（CDS）上游不被翻译为蛋白质的区域。

5′ 非翻译区从转录起始位点开始，在起始密码子的前一个核苷酸处结束，可以包含通过调控元件控制基因表达的元件。在原核生物中，5′ 非翻译区通常含有核糖体结合位点（RBS），即夏因 - 达尔加诺序列（AGGAGGU）。

真核生物 5′ 非翻译区的中位数长度一般约为 150 核苷酸（nt），但有些可长达数千碱基。

3′ 非翻译区（3′ UTR）：成熟的信使核糖核酸（mRNA）编码区下游一段不被翻译的序列。在真核生物中它含有在 mRNA 3′ 端添加多腺苷酸的信号。这个序列在 mRNA 转运、稳定性和翻译调节中起重要作用。

加尾信号（polyadenylation signal）：真核生物 mRNA 的 3′ 端都有一段尾巴，这种尾巴不由基因编码，而是在转录后加到 mRNA 上的。加尾过程受位于终止密码 3′ 端的加尾信号序列所控制。在结构基因的最后一个外显子中有一个保守的 AATAAA 序列，此位点下游有一段 GT 丰富区或 T 丰富区，这两部分序列共同构成 poly（A）加尾信号。

1.4 基因科学带来的伟大变革

马云曾经预测，下一个世界首富将出现在健康产业；而比尔·盖茨则更具体地指出，下一个真正超过他的世界首富，一定来自基因领域。

遵从丛林法则的原始时代过去了，柴米油盐的农业时代过去了，衣食住行的工业时代过去了，信息爆炸的信息时代也终将过去……最终，我们都会回到生命时代，因为它是人类的终极追求。从物质到生命的掌控，这是一个时代的转变：真正以人为本，让人类活得更好，活得健康，活得美丽。这才是人类的共同目标。

混沌到精准——基因科学带来对生命的全新认知

有人把医学的发展划分这样几个时代：

传统医学时代（经验医学时代）：这个时代的医学一般依靠经验的积累。由于科学落后，资源匮乏，传染病是人类第一杀手。除了极个别富裕国家，没有一个国家的人类的人均寿命可高于40岁。

近代医学时代：20世纪后，人类开始注重公共卫生，搭建下水道、自来水系统；显微镜的发明也让人类发现抗生素、研发出疫苗。人类的人均寿命提升到了60岁。

现代医学时代（循证医学时代）：近几十年，根据实验性的临床经验、临床资料和对疾病基础知识的理解来诊治病人，人均寿命增长很快。2015 年，中国公布的人均期待寿命是 76 岁，正好是中华人民共和国成立初期的一倍。

精准医学时代（个体化医学时代）：这个时代正在来临。基因科学的快速发展，使我们对生命的认知更为精准：通过基因大数据可以对遗传疾病进行精准预测预防，从大尺度到微尺度、从微尺度到大场景，我们对生命有了更加全面的认知。

过去中医和西医之争中，中医认为西医过于强调大场景下的微尺度，无法看清生命的全貌。而基因科学使得我们现在能够跨尺度地在微观世界对生命进行革新式的宏观认知，从混沌到精准，我们走出了一条全新的路。

基因与疾病的关系

现代医学研究证明，除外伤外，几乎所有的疾病都和基因有关。像血液分不同血型，人体中正常的基因也分不同的基因型，即基因多态型。不同的基因型对环境因素的敏感性不同，敏感基因型在环境因素的作用下可以引起疾病。另外，由遗传物质发生改变而引起的或者由于致病基因所控制的疾病，称为遗传病。

可以说，引发疾病的根本原因有三种：

①基因的后天突变；

②正常基因与环境之间的相互作用；

③遗传的基因缺陷。

对于绝大部分疾病，都可以在基因中发现病因。

为什么这么讲呢？

我们都知道，健康的身体都依赖身体不断更新，保证配合行使身体各项功能正常执行的蛋白质有正常的数量和质量。基因通过其对蛋白质合成的指导，决定我们吸收食物，身体排毒和应对感染。当基因能够正常工作时，我们的身体就能够发育正常，功能正常。如果某个基因不正常，即便是其中非常小的片段乃至于单个关键的碱基错误了，都可能引起相应功能的异常而导致发育异常、疾病甚至死亡。

基因检测在医疗领域的应用

由于基因在人体中的重要作用，使得我们可以通过基因检测来更加有效的管理健康和更有针对性地进行疾病诊疗。而飞速发展的基因检测技术、生物信息学和不断积累的人类基因与疾病相关数据库使得这一设想成为可能。

2015 年年初，时任美国总统奥巴马在国情咨文讲演中宣布推出新的大规模研发项目"精准医学计划"（Precision Medicine Initiative），同时提议国家投入 2.15 亿美元进行"百万基因组测序计划"，旨在通过数年完成 100 万人的基因组测序，并将这些数据进行整合，打通从基因组数据到临床应用的道路。精准医学的口号被广泛宣传，人类医学迈入了一个新的时代。

那么精准医疗具体包括哪些方面呢？

（1）精准预防。

中国科学院院士、中科院生物物理所陈润生研究员认为，精准医学就是要把整个医疗体系前移，把诊断治疗推向到健康评估与健康干预。这就意味着，要把现有的医疗体系做一个根本性变化，建立一套新的诊疗体系，而这套诊疗体系不是来看病的，而是来对健康状态进行评估后采取相应干预措施。真正实现"上医治未病"。

（2）精准预测。

如果说，上一条多少还停留在理想和目标的状态中，那么精准预测这一条正在被慢慢实现。现有的基因科学已经可以对很多遗传病提出精准的预测，从而减少各种各样的出生缺陷，避免很多家庭的悲剧。目前，医院应用最多的是致病性基因的筛选。该类基因的致病性突变可以很大程度上造成某种疾病的发生，如地中海贫血、血友病等。还有一类基因，我们称之为易感基因，携带这类基因可以增加相关疾病的患病风险，但是不代表一定会患病。在研究层面，如果相关的研究越多，积累的数据越大，我们就能越准确地判断个体在未来的疾病风险。

（3）精准诊断。

证据、诊断和治疗是临床诊疗三部曲。证据越充分，诊断就会越明确。目前医生通常会通过影像学、血液生化指标来判断疾病的状况，但常常有很多疾病难以确诊。而精准医学可以将一个人的遗传因素考虑进去，即加入基因诊断，结合临床影像学和各类临床生化指标，以及环境饮食等条件进行综合考虑，可以实现对一个人健康状况及疾病状态的更精准的诊断。

（4）精准治疗。

对于某个药物来说，用在最适合它的基因型个体上，它的疗效可以达到75%，毒性只有1%；同样一个药，如果到了最不适合它的基因个体上，它的疗效只有10%，毒性大于80%。

——中国科学院院士陈竺

我们现在看病开药的流程一般是这样的：挂号→医生问诊→处方开药→药房取药。受过长期专业训练的医生能够很快根据病人的病情进行诊断，并给出相应的治疗药物。

但在不远的将来，医生在做完诊断后可能会这样说："对于您的疾病，有几种治疗药物，为了明确适合您的药物，您需要做一个基因检测。"在取药的时候，药剂师对你说："取药请出示基因检测结果，核对剂量。"根据每个人基因的不同，选择合适的药物和剂量，在科研领域被称为"药物基因组学"。

　　目前，精准治疗在癌症的治疗中已经获得广泛应用。典型的精准医学治疗肿瘤的过程通常是用基因测序的方法找到癌症患者基因突变的靶标，再辅以有针对性的化疗药物进行"精确打击"，然后通过疗效监控标志物精准跟踪治疗效果，以便随时调整治疗方案。用这样的精准治疗代替目前肿瘤治疗中的放疗、化疗、手术等地毯式轰炸手段，不仅可以提高治疗效果，还能降低患者的痛苦程度，减轻经济负担。

第二章
五花八门的基因
检测技术

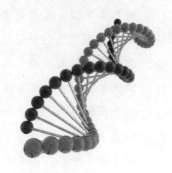

基因检测（genetic test），确切地讲应该称之为"遗传检测"，因为检测往往包括染色体结构、DNA拷贝数、DNA变异位点以及基因表达丰度等内容。这些检测可以为受检者、医疗人员和研究人员评估一些与基因相关的疾病、体质或者个人特质提供依据。

前面我们也讲到了，基因是控制遗传性状的基本单位。基因突变，无论是环境诱导还是自然原因产生，如果发生在关键序列的区域，就有可能引起疾病。当突变发生在人的某个部位（如肢体、心脏等），它有可能对这个人产生不良的影响；但是如果基因突变发生在生殖细胞（如精子和卵子）内时，就有极大的可能遗传给下一代。而在胚胎发育的过程中，也容易受外界环境影响而发生突变，这种突变可能会影响甚至破坏胚胎的发育。因此孕前、出生前的基因检测非常重要。

当然，除了疾病预防和治疗方面，基因检测还有很多其他的用途，如身份鉴定、亲子关系鉴定、追溯祖原，以及当前比较热门的先天体质、特质潜能分析等。

2.1 基因检测的前世今生

血型检验

最古老的基因检测的雏形可以追溯到 20 世纪初的"血型检测"。自 1901 年发现血型之后，血型检测就在医学和最初的犯罪现场调查中广泛应用开来。同时，由于父母的血型能够在一定程度上限制了子女血型的可能性，血型检验在一定程度上也能够用来鉴定血缘关系。

父母血型与孩子血型对照表

父母血型	子女可能血型	子女不可能血型
A+A	A、O	B、BA
A+O	A、O	B、AB
A+B	A、B、AB、O	–
A+AB	AB、A、B	O
B+B	B、O	A、AB
B+O	B、O	A、AB
B+AB	A、B、AB	O
AB+O	A、B	AB、O
AB+AB	A、B、AB	O
O+O	O	A、B、AB

早期在犯罪调查中血型检测应用的著名案例

意大利都灵大学的一位教授收到了一份血型检验的请求：一个嫌犯衣服上发现了血迹，检方认为血迹是从死者身上转移而来的，嫌犯则辩称是自己鼻子流血留下的血迹。经过教授检验，死者本身是 O 型血，而衣服上的血迹是 A 型，与嫌犯相同，嫌犯最终被证明是无辜的。

间接的标记物或形态学检验

20 世纪 70 年代，以疾病筛查为目的的检测项目开始出现。比如美国在新生儿中开展的苯丙酮尿症（phenylketonuria，PKU）检查。该疾病是一种由酶缺陷所导致的较为常见的一种常染色体隐性遗传性疾病。因 Foiling 最早发现病人尿中含有大量的苯丙酮酸而得名。该病患儿因为无法将食物中的苯丙氨酸转化为酪氨酸而导致大脑内苯丙氨酸聚集。苯丙氨酸转化后可成为苯丙酮酸，从而影响患儿大脑发育，引起智力障碍和癫痫。但是如果苯丙酮尿症患儿能够早期发现并得到及时正规的治疗，近90％的患儿智力可达到正常同龄儿童，只有少部分患儿由于治疗不够配合或病情较重，血苯丙氨酸浓度控制不理想，可导致智力发育落后。

此外，这个时期检测的疾病还包括镰刀型红细胞疾病、家族黑蒙性痴呆等。这些检测手段都是针对血液中的标记物，如某些蛋白质、化学成分等，或者是针对某些情况下细胞形状的变化进行的。

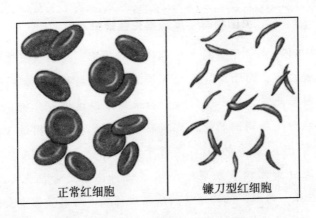

正常红细胞　　　镰刀型红细胞

镰刀型红细胞

染色体核型分析

随着技术的进步，出现了染色体水平上的检测项目，如唐氏综合征（由患者体内 21 号染色体多出一条造成的染色体疾病）的筛查。

DNA 指纹分析

到了 1984 年，英国遗传学家阿莱克·杰弗里斯爵士最早应用 DNA 指纹分析并发展了 DNA 特征测定技术。该方法又称为限制片段多态性，它能够利用一种特殊的酶（限制性内切酶）将 DNA 切成大小不等的片段，由于每个人的 DNA 都与其他人的多少有些不同，因此切割后的片段长度也不尽相同，可以用来区分不同的个体，其精准性远高于血型鉴定。

英国科林·皮奇福克强奸杀人案

1984 年，位于英格兰中部的莱斯特郡，两名少女遭到强暴后被杀害，由于案发地处偏僻，同时现场并未得到较好保护，因而此案未能迅速侦破。后来警方经过调查分析，认定凶手应对现场周围的情况比较熟悉，于是抽取了附近 3 个村庄所有 13 ~ 30 岁的 5000 名男子的血样，通过 DNA 鉴定技术，经分析比较后发现一个名字叫科林·皮奇福克（Colin Pitchfork）的人，他的遗传物质与残留在这两名受害少女体内的精液的遗传物质相符。1987 年，27 岁的科林·皮奇福克在逍遥法外三年之后，终于被警方捉拿归案，并如实供述了自己奸杀两名少女的犯罪事实。科林·皮奇福克成为第一个利用 DNA 鉴定技术而被抓获的犯罪嫌疑人，随后，他被判处终身监禁。正是因为 DNA 鉴定技术在此案侦破中显示出的独特功效，使得人们对这项技术刮目相看，加深了对其的认知程度。自此，DNA 鉴定技术在英国以及其他西方发达国家蓬勃发展起来，并越来越多地被应用于刑事侦查活动中。

基因检测的最大催化剂——PCR 技术的诞生

早期基因检测的主要瓶颈之一就是在检测过程中往往因为样本量太少而无法提取到足够的 DNA。1983 年，出现了一项划时代的发明，即 PCR 技术，该技术可以利用痕量的初始样本经过体外扩增后达到各种检测技术所需要的量。目前可以做到仅用一个细胞就能扩增并测序其基因组（目前科学界热门的单细胞测序）。自该技术发明后，被广泛用于医学、生物学和犯罪学实验室，而其发明者美国化学家凯利·穆利斯因为该发明和加拿大化学家迈克尔·史密斯共同分享了 1993 年的诺贝尔化学奖。

测序技术大发展

基因是生物体内一道道蕴含"机密"的密码，蕴藏了生物绝大部分遗传信息，人类自发现基因之日起，就希望能够破解它的秘密。基因测序就是要测定未知的序列，确定重组基因的方向与结构，对突变进行定位和鉴定比较的研究。

第一代基因测序技术诞生于 1977 年，是由美国生物化学家 A.M.Maxam 和 W.Gilbert 发明的化学降解法。这种方法仅从化学领域触发，科学家将一个 DNA 片段的 5 端磷酸基作放射性标记，再分别采用不同的化学方法修饰和裂解特定碱基，从而产生一系列长度不一而 5 端被标记的 DNA 片段。然后再通过凝胶电泳分离，经放射线自显影，确定各片段末端碱基，从而得出目的基因的碱基序列。

同年，英国生物化学家 Frederick Sanger 发明了双脱氧末端终止法，即至今广泛应用的 Sanger 测序法。应用这一技术，科学家完成了首次的人类全基因的测序工作。Sanger 测序法是用双脱氧核苷酸作为链终止试剂，通过聚合酶的引物延伸产生一系列大小不同的分子后再进行分离的方法。以该法为基础，Sanger 后来对它进行了许多改进，使之更适合实际操作，这为后来的大规模测序提供了技术支持。其中一个重要改进是利用单链 DNA 噬菌体载体将随机打断的 DNA 片断分别测序，再拼成完整的基因。

20 世纪 90 年代初出现的荧光自动测序技术逐步代替了双脱氧末端终止法，这是一种通过使用四种不同的荧光试剂来标记四种双脱氧核苷酸进行 DNA 测的方法，它的出现将 DNA 测序技术带入了自动化测序时代。

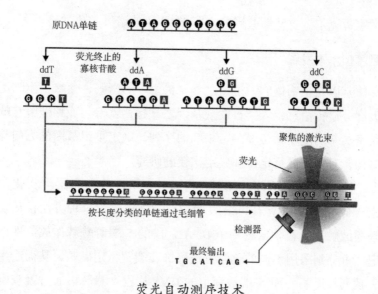

原DNA单链

荧光终止的
寡核苷酸

ddT   ddA   ddG   ddC

聚焦的激光束

荧光

按长度分类的单链通过毛细管

检测器

最终输出
T G C A T C A G

荧光自动测序技术

总的说来，第一代测序技术的主要特点是测序读长可达1000bp，准确性高达 99.999%，但其测序成本高、通量低等方面的缺点，严重影响了其真正大规模的应用。因而第一代测序技术并不是最理想的测序方法。

经过不断的技术开发和改进，以 Roche 公司的 454 技术，Illumina 公司的 Solexa、Hiseq 技术，以及 ABI 公司的 Solid 技术为标志的第二代测序技术诞生了。

这种测序技术是在 Sanger 等测序方法的基础上，通过用不同颜色的荧光标记四种不同的 dNTPp，当 DNA 聚合酶合成互补链时，每添加一种 dNTPp 就会释放出不同的荧光，根据捕捉的荧光信号，经过特定的计算机软件处理，而获得待测的 DNA 序列信息。

第二代测序技术大大降低了测序成本，同时，还大幅提高了测序速度，并且保持了高准确性。以前完成一个人类基因组的测序需要 3 年，而使用二代测序技术则仅仅需要 1 周，但在序列读长方面比起第一代测序技术则要短很多。

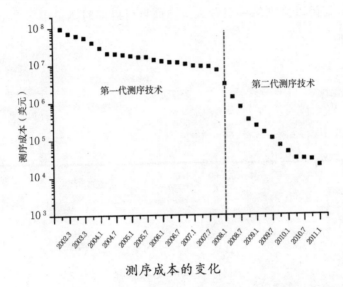

测序成本的变化

2012 年 11 月，大型国际科研合作项目"千人基因组计划"的研究人员公布了 1092 个人的基因组数据。参与这一项目的科学家用第二代测序技术完成了对世界上主要人群的基因组测序工作，绘制了迄今为止最详尽、最有医学应用价值的人类基因组遗传多态性图谱。然而，读长相对较短仍是第二代测序技术的主要瓶颈。

为了突破这一瓶颈，科学家们继续探索，终于发现了单分子的测序技术。这一技术也被称为第三代测序技术。与前两代不同的是，它基于单分子水平的边合成边测序。第三代的单分子荧光技术多条基因并行的测序方法与第二代相同，但第三代实现了单分子纳米级别的测量。打个比方，DNA 就像是漆黑的夜里萤火虫发的光，第二代测序技术无法辨别每一只萤火虫，所以就把上千只萤火虫放在同一个袋子里，才能收集到它们的光。但第三代技术却可以辨别每一只萤火虫，而且可以同时测量很多个 DNA 片断。

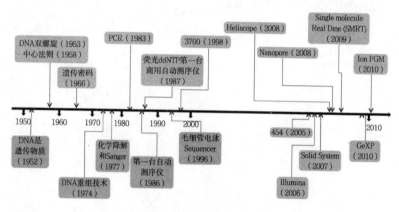

测序技术的发展历程

PCR 技术（Polymerase Chain Reaction）：即聚合酶链式反应，是一种用于放大扩增特定的 DNA 片段的分子生物学技术，它可看作是生物体外的特殊 DNA 复制，PCR 的最大特点，是能将微量的 DNA 大幅增加。该技术利用 DNA 在体外 95℃左右高温时变性会变成单链，低温（经常是 60℃左右）时引物与单链按碱基互补配对的原则结合，再调温度至 DNA 聚合酶最适反应温度（72℃左右），DNA 聚合酶沿着磷酸到五碳糖（5′－3′）的方向合成互补链。基于聚合酶制造的 PCR 仪实际就是一个温控设备，能在变性温度，复性温度，延伸温度之间很好地进行控制。

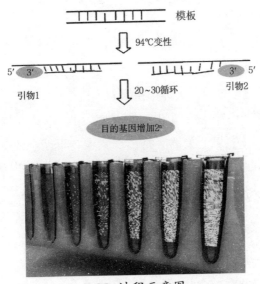

PCR 过程示意图

2.2 只缘身在此山中——不同基因检测方法的应用

横看成岭侧成峰，远近高低各不同。

不识庐山真面目，只缘身在此山中。

——苏轼《题西林壁》

人类的基因组庞大而纷繁复杂，可能发生的变异也是各种各样。

天书的逐字校对——基因测序

我们之前说了，可以将人类基因组看作一部庞大的天书，它其中所含的碱基 ATCG 就是这部天书的字符。测序就可以看作对这些字符的逐字校对。大体来讲字符的改变包括以下几种类型：

（1）单个字符发生变化：如 A 变为 T，或 C 变为 A 等。

如果天书中某个关键字符出现错误，可能会改变天书的内容，因而引起严重错误。但是，绝大多数情况下，个别字符的改变可能并不影响天书整体的意思。

（2）少量字符的增减：如缺失一两个碱基的移码突变，又或者是缺失了三个碱基的整码突变。

一般来说，移码突变因为改变了氨基酸翻译结果，使得从移码位点以后的内容全部发生变化，因此往往会引起比较严重的后果。而整码突变仅改变某个氨基酸的组成，如果该氨基酸不处于关键区域或者将氨基酸替换成了比较类似属性的氨基酸就可能对后续功能的影响略小。

（3）短句子的删除或增加。

测序也可以检查出短句的删除或增加，但是如果出现大量的增加和删减，如同书中出现了大段落的增减乃至于整个章节的增删，测序就不是一种好的方法了。

拷贝数变异（CNV）分析——基因芯片、MLPA、定量 PCR 及片段分析

拷贝数变异指基因组区段的插入、缺失或重复。一般指长度

为 1 kb 以上的基因组大片段的拷贝数增加或者减少，主要表现
为亚显微水平的缺失和重复。测序这种逐字校对式的检测对于基
因亚显微水平的检测并不具优势，在这个水平上常用的检测方法
有以下几种：

（1）基因芯片。

适用于大于 50kb 的拷贝数变异。

基因芯片（又称 DNA 芯片、生物芯片），通过微加工技
术，将数以万计乃至百万计的特定序列的 DNA 片段（基因探
针），有规律地排列固定于 2 平方厘米的硅片、玻片等支持物
上，构成的一个二维 DNA 探针阵列，然后与标记的样品分子进
行杂交，通过检测每个探针分子的杂交信号强度进而获取样品分
子的数量和序列信息。

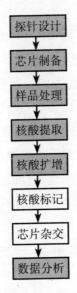

基因芯片工作流程

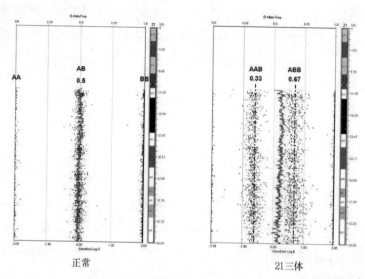

正常   21三体

基因芯片结果示意图

（2）多重连接探针扩增技术（multiplex ligation-dependent probe amplification，MLPA）。

MLPA 是近几年发展起来的一种针对待检特定 DNA 的序列进行定性和半定量分析的新技术。该技术高效、特异，在一次反应中可以检测 45 个核苷酸序列拷贝数的改变，目前已经应用于多个领域、多种疾病的研究。可检测的变异包括：染色体亚端粒的基因重排、染色体的非整倍性改变以及单核苷酸的多态性（SNP）和点突变。不过该检测方法不适用于检测未知的区域和点突变类型。

（3）定量 PCR（即时聚合酶链锁反应，Real-time Polymerase Chain Reaction，Real-time PCR，即时 PCR）。

使用该方法可以用来检测特定基因或片段的重复或缺失，具有快速、准确和高灵敏的特点。但是它和 MLPA 类似，也是用于已知区域或基因的缺失重复状况，常和基因芯片配合使用。

（4）片段分析。

人类基因组中有一些特殊的存在，称之为三核苷酸重复序列，指三个不同的碱基为一个单位重复排列而形成的 DNA 序列，如 CAG\CTG、GAA\TTC 等三核苷酸重复序列。这些三核苷重复序列可以出现不明原因的扩增，从而累及所在或周围基因的正常表达或正常的生物活性。三核苷酸重复拷贝数在正常情况下有一定的变异范围，而扩展时就表现为疾病，这种突变不稳定，其拷贝数与病情正相关，这种突变叫做动态突变。

脆性 X 综合征中，由于其 FMR-1 基因 CGG 重复过度扩增，导致不正常的甲基化（methylation），进而无法顺利产生 FMR-1 基因所对应的蛋白（FMRP）。正常情况下，FMR1 基因很稳定地由亲代传给子代。此症患者的 FMR1（Fragile-X mental retardation）基因出现三核苷酸 CGG 重复次数有异常扩增的现象。

★当 FMR-1 基因 CGG 数低于 54 时，它们会稳定地传承给子代；

★前突变（pre-mutation）：若在 55～200 之间，则谓之前突变，其本身并无症状，但在经由女性下传其子女时，可能会进一步扩增 CGG；

★全突变（full-mutation）：即 CGG 大于 200，甚至数千次之多，而导致子女罹患此症。

动态突变的检测需要用一种特殊的检测方法——片段分析来进行。该方法是通过对由 PCR 过程所产生的，数目不等的核苷酸构成的大小不等的 DNA 片段，利用其大小或者标记荧光的差异进行分析的方法。

表观遗传学与 DNA 甲基化检测

我们知道，一个生物机体的每一个细胞都来源于受精卵，所以，机体内不同类型细胞的基因型是完全一样的，然而它们的表型是各不相同的。这是由于不同类型细胞之间存在着基因表达模式的差异。也就是说，决定机体各种细胞类型差异的不是基因本身，而是基因表达模式。通过细胞分裂来传递和稳定地维持具有组织和细胞特异性的基因表达模式（比如保证肝细胞分裂产生的细胞都是肝细胞），对于整个机体的结构和功能协调至关重要。

近年来的研究表明，基因表达模式在细胞世代之间的可遗传性所依赖的并不是 DNA 序列信息，而是另有两类决定基因表达模式的信息标记，一是 DNA 分子上特定碱基的结构修饰，二是染色质构型重塑。这些不涉及 DNA 序列改变的可遗传变化称为表观遗传修饰。表观遗传学则是研究通过有丝分裂或减数分裂来传递这种表观遗传现象的一门新兴的遗传学分支。

与基因突变一样，表观遗传修饰的异常也会引起细胞、组织、器官乃至整个机体的结构和功能改变，甚至导致疾病的发生。现在已经知道，许多心脑血管疾病和代谢性疾病、神经性疾病、多种恶性肿瘤，以及发育异常和老年性疾病的发生、发展都与表观遗传修饰的异常密切相关。近年来国内外一系列重要的相关研究正在使表观遗传学成为医学遗传学的一个重要组成部分。

其中 DNA 甲基化是这些表观遗传修饰的一种重要方式。

DNA 甲基化是一种动态的 DNA 共价修饰。它广泛存在于基因组中的转录抑制区，起到抑制基因表达的作用。如果人体某个区域甲基化异常也可引起疾病。DNA 甲基化的检测方法也多种多样。基因组整体水平甲基化分析法如高效液相色谱柱（HPLC）及相关方法和高效毛细管电泳法（High-performance Capillary Electrophoresis, HPCE）等，也有针对特定的候选基因（Candidate Gene）甲基化分析如直接测序法、甲基化特异性的 PCR、甲基化敏感性单核苷酸引物延伸（Ms-SnuPE）、结合重亚硫酸盐的限制性内切酶法（COBRA）等。

　　人类基因组这部天书纷繁复杂，奥秘无穷，这就需要多种检测工具和多学科联合来探索它。可以说，目前我们已经找到了解密之门和各种解锁的钥匙，相信随着各种技术的不断发展，我们对自身的理解将达到一个前所未有的精准的高度。

小·知识

　　移码突变（frameshift mutation）：在正常的 DNA 分子中，1 对或少数几对邻接的核苷酸的增加或减少，造成这一位置之后的一系列编码发生移位错误的改变，这种现象称移码突变。移码突变所造成的 DNA 损伤一般远远大于点突变。DNA 分子所发生的永久性改变称为 DNA 突变。DNA 分子上如果插入或者缺失一个以上碱基的变化，则称为插入突变或者缺失突变。碱基的插入或者缺失会引起蛋白质读码框的改变，因此也被称为移码突变。

　　整码突变（codon mutation）：又称密码子的插入或缺失，指在 DNA 链中增加或减少的碱基对为一个或几个密码子，此时基因产物多肽链中会增加或减少一个或几个氨基酸，而此部位之后的氨基酸序列无改变。

2.3 基因检测与精准医疗

2011 年，美国著名基因组专家组学家 Maynard Volson 在美国国家智库报告《走向精准医疗》中首次提出了精准医疗的概念，其核心内容是通过遗传关联研究与临床医学的衔接，来实现人类疾病精准治疗和有效预防，其中与精准医疗相关的内容主要是人类基因组学研究。精准医疗的提出引起了国际社会的广泛关注，尤其是医学界特别是肿瘤治疗学界的高度重视。精准医疗具有广阔的应用前景，在大数据、基因诊断、肿瘤免疫细胞治疗以及干细胞药物研发等最新技术发展下，我国也意识到精准医疗的重要性。2015 年 3 月，科技部召开了国家首次精准医疗战略专家会议；4 月，进一步完善制定了精准医学发展计划，并提交国务院。2016 年 3 月，精准医疗正式被纳入国家"十三五"规划。

精准医疗是以基因组测序技术、生物信息技术与大数据科学交叉应用为基础、以个性化治疗为核心的新型医疗模式。该模式不同于传统的"经验诊疗""循证诊疗"等旧模式，而是试图运用最新组学技术，对样本病患与特定疾病进行生物信息的分析、鉴定、验证等，进而精准找到患病原因和治疗靶点，最终实现"异病同治"和"同病异治"精细化治疗的目的，以提高疾病诊治与预防的效益。

随着精准医疗的推行，也带动了一系列新技术的涌现和进步。基因检测是近年来发展最迅猛的生物技术，是实现精准医疗的重要手段。通过基因检测，再结合生物信息学分析，人们就能了解自己的基因信息，预防疾病的发生。

众所周知，癌症是全世界公认的医学难题，这是因为肿瘤细胞具有明显的异质性，同样的肿瘤往往具有不同的生物学特性，对药物、射线的敏感性也大相径庭，因而其治疗效果千差万别。由此，在面对这些发病机制异常复杂的疑难杂症时，现行医疗手段难以取得理想疗效。然而，当肿瘤"遭遇"精准医疗，一场关于生命的拉锯战由此开始。针对特定基因突变的肿瘤进行靶向药物治疗是国际上公认最有效的肿瘤治疗手段之一。曾参与基因测序的美国华盛顿大科学家 Lukas Wartman 不幸罹患白血病，经化疗后病情虽得到控制，但 5 年后复发，肿瘤广泛转移，生存希望渺茫。实验室在对其细胞进行全基因组测序后，发现肿瘤细胞内FLT3 基因异常活跃，重新调整治疗方案后，患者体内肿瘤细胞很快消失，重新回到工作岗位。此外，精准医疗在遗传性疾病的诊断方面更有其独到之处。《科学》杂志刊登过一则案例，美国有对龙凤胎出生后就患上遗传性肌无力，经检测全家人的基因，发现 2 个孩子均有多巴胺分泌系统障碍的基因缺陷。给这 2 个孩子补充所需的多巴胺类药物后，他们就能正常学习和生活了。

由此可见，精准医疗不仅能够提高疗效，同时也能减轻药物的副作用，并能最大程度地节约医疗资源，避免无效治疗或过度治疗，减轻患者的痛苦程度。随着精准医疗的逐步推广，必然会使现在的医疗行业发生巨大的变化，千篇一律的粗放式治疗方案及用药习惯将被摒弃，更加符合患者病情特点的个性化治疗方案将会越来越受欢迎。相对于传统医疗、现代医疗而言，精准医疗可谓是医疗 3.0 版，开启了未来医疗的新时代。

第三章

基因变异与遗传病

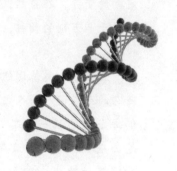

在自然界，基因变异无时无刻不在发生。这些变异的发生是随机的，但正是由于这种不定向的变异，在自然选择的压力下才产生了这么多千差万别的物种，造就了丰富多彩的大千世界。

发生在人类基因组的变异多数是无害的，是它的存在使人与人之间各不相同，造就了我们每个人的独一无二。其中有些变异发生的范围很大，而有些变异发生很小，仅涉及一个碱基的改变。但如果在某些控制重要功能的基因中发生了有害变异，就会对人产生灾难性的后果。

3.1 无创产前诊断——高龄妈妈的佳选

怀孕是一个激动人心的时刻，生一个健康的宝宝是每对夫妇的心愿。然而，在我国，即使是在上海这样的大城市，孕妇接受唐氏综合征筛查的覆盖率也不到25%，目前，上海每年仍有200 ~ 300个"唐宝宝"出生。唐氏综合征又称先天愚型，是造成智力低下的最常见遗传疾病，给家庭、社会带来了沉重的负担。那么是什么影响了育龄夫妇接受唐氏综合征筛查的主动性呢？

以往唐氏筛查的标准是羊水穿刺，利用羊水穿刺检查法对唐氏综合征进行确认，有可能对孕妇和胎儿带来一定的风险。有鉴于此，很多孕妇不愿做检查。而孕早期和中期做的血清学筛查只能帮助判断胎儿患有唐氏症的概率，但不能明确胎儿是否患上唐氏症。也就是说抽血化验指数偏高时怀有"唐"宝宝的概率较高但并不代表胎儿一定有问题。如同35岁以上的高龄孕妇怀有"唐宝宝"的概率较高但不代表她们的胎儿一定有问题。另一方面即使化验指数正常也不能保证胎儿肯定不会患病。还是需要对唐筛检查指数超出正常的孕妇应进行羊膜穿刺检查或绒毛检查才可以最大限度地排除唐氏症的可能。

无创产前基因检测技术的诞生

事实上，在孕妇的外周血中存在一种来源于胎盘滋养层细胞的 DNA，这部分 DNA 被称为游离胎儿 DNA（cell-free fetal DNA，cfDNA）。由于胎盘是胎儿主要附属物质之一，胎盘绒毛组织与胎儿来自同一受精卵，遗传物质相同。胎盘形成后，滋养层的细胞不断代谢凋亡，其中的 DNA 片段也源源不断地进入了孕妇的血液中。由于胎儿的游离 DNA 含量相对较高，且比较稳定，因而被认为是最适合作为产前检测的标志物，这种基于母体血浆游离胎儿 DNA 分析的无创产前检测技术，国际上称为无创产前检测（NonInvasive Prenatal Testing，NIPT）。

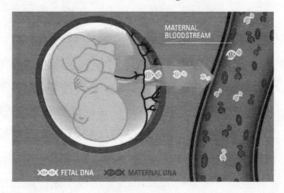

在这项技术之前，如果想获取胎儿的遗传信息，只能通过羊水穿刺。而大约 1% 的孕妇在经羊水穿刺后会流产，这个风险是比较高的。1997 年，香港中文大学的卢煜明教授等人在国际著名医学期刊《柳叶刀》报道了在怀有男胎孕妇的外周血中检测到了 Y 染色体的存在，从而证明了孕妇外周血中存在来自胎儿的游离 DNA。卢煜明教授的无创产前基因检测技术将穿刺流产的风险几乎降低到了 0，同时也简化了取样过程。现在，有资质做这种检测的医院在逐步增加，并且检测费用也在迅速降低，目前国内一次的检测费用大约是 2000 元。而该项技术由于其危险性低和准确率高的优点，正逐步在唐氏筛查中广泛应用。此后，相关研究如雨后春笋，无创产前基因检测技术成为产前诊断领域的重要研究内容。而卢煜明教授本人近几年也成为诺贝尔奖的热门人选。

无创产前基因检测如何进行

　　无创产前检测最佳检测时间是 12 ~ 22+6 孕周。如果检测过早（12 周以前）会因母体外周血中的胎儿游离 DNA 含量过低而达不到要求。虽然胎儿游离 DNA 会一直存在于母体外周血中直到分娩，但是，如在晚于 22+6 孕周检测，如果检测呈阳性也会错过介入性产前诊断的最佳时间，而且考虑到伦理因素，不建议在 22+6 孕周再进行无创产前检测。该技术具体操作为采集孕妇的少量静脉血，对血浆中胎儿游离出的 DNA 进行测序，根据测序结果获取胎儿的遗传信息，从而筛查出一些胎儿的某些遗传疾病。

无创产前基因检测原理

　　对于孕妇来说，血浆中存在游离于细胞之外的 DNA，其中大部分来自母体，小部分来自胎盘。通过高通量测序技术测得每个 DNA 片段的序列，结合生物信息学分析，分类后得到每条染色体的 DNA 的量，再与标准 DNA 量进行比较。一般来说人体的染色体均为二倍体，比较的结果应近乎一致，但如果某条染色体的数量超出正常，则很有可能提示胎儿此条染色体为三倍体。

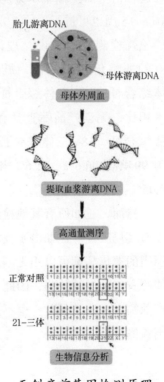

无创产前基因检测原理

无创产前基因检测技术的优势及局限

相比于对唐氏胎儿常规 B 超进行的形态学筛查及孕母外周血生化指标测试，无创产前 DNA 检测针对特定基因变化，特异度敏感性都非常高，常规形态学与生化指标无法与之相比。与羊水穿刺采集胎儿细胞进行 DNA 检测相比，无创产前 DNA 检测开展最大的优势是方便，通过抽血检测，对母胎影响小。技术角度来说，cfDNA 检测也具有特异敏感的优势，在孕 12 周就可进行，不需要像羊水穿刺要等到 20 周左右（绒毛穿刺取样在 10 ~ 15 周也可进行）。

就检测范围来说，理论上讲无创产前检测可以检测出所有的非整倍体染色体，最常见的是 21- 三体综合征、18- 三体综合征、13- 三体综合征和性染色体多倍体。与传统筛查技术相比，无创产前筛查具有更高的敏感性和特异性，对 21- 三体综合征、18- 三体综合征、13- 三体综合征筛查检出率分别为 99.4%、96.6%、91.6% 和 86.4%，而假阳性率仅有 0.16%、0.05%、0.09%。

然而，正如所有其他检测手段一样，无创产前基因检测技术也有其局限性。比如由于技术手段的限制，目前并不是所有已知原因的遗传病都可以用无创产前来进行检测。无创产前检测也不能筛查出神经管缺陷，因此无创产前检测并不能完全取代现有的产前筛查方法。同时，也不是所有的孕妇都适合进行无创产前基因检测。

不适宜进行无创产前基因检测的孕妇

（1）胎儿有超声结构异常；

（2）胎儿染色体中的嵌合体型、易位型、微缺失、微重复等结构性异常；

（3）怀有多胞胎的孕妇（双胎以上）；

（4）夫妻双方有染色体异常者；

（5）夫妻双方均有地中海贫血；

（6）可疑致畸病毒感染；

（7）孕妇 1 个月内接受过免疫治疗；

（8）孕妇 1 年内接受过异体输血、移植手术、干细胞治疗。

无创产前未来的发展方向

前面我们提到了，无创产前目前的临床应用主要在于检测出所有的非整倍体染色体，最常见的是 21- 三体综合征、18- 三体综合征、13- 三体综合征和性染色体多倍体。但是事实上人类的遗传病种类非常多，其中由其他染色体数目异常、微缺失、微重复与单基因遗传病目前还不能通过无创产前来检测。不过，自 2010 年以来，国际上陆续有研究机构分别利用先证者、三代核心家系以无创的方法获得了胎儿完整的基因组信息。来自美国、中国及中国香港地区的几家科研机构分别报道了各自的研究成果。这些研究给人们这样一个启示，孕妇外周血游离 DNA 高通量测序技术具有非常广阔的扩展性，除目前可以检测的项目之外，上述提到的其他变异类型的遗传病无创产检的检测可能在不久的将来也可以实现。而事实上目前已有的科研报道中已经有一些成功的应用案例。

目前文献已报道的 NIPT 可以检测的胎儿疾病

染色体非整倍体	亚显微结构异常（CNV）	单基因疾病
21-三体综合征	22q11.2 微缺失综合征	α 与 β 地中海贫血
18-三体综合征	DiGeorge 综合征	先天性肾上腺皮质增生症（CAH）
13-三体综合征	Prader-Willi 综合征	杜氏进行性肌营养不良（DMD）
45，X 综合征	Angelman 综合征	常染色体隐性遗传性耳聋
47，XXY 综合征	1p36 缺失综合征	风糖尿病（MSUD）
47，XYY 综合征	Cri-du-chat 综合征	囊性纤维化（CF）
47，XXX 综合征	wolf-Hirschhorn 综合征	Apert 综合征
20-三体综合征	22q11.2 微重复综合征	先天性软骨发育不全（ACH）
三倍体	新发 22q11.2 缺失/重复综合征	致死性骨发育不全（TD）

小·知识

先证者：是指在家族中最先发现具有某一特定性状或疾病的个体。在谱系图上通常用箭头或手指图形来表示先证者。

非整倍体：个体染色体数目不是成倍增加或者减少，而是呈单个或几个的增添或减少。在二倍体植物中，获单倍体容易，获单体（缺少一条染色体）很难，说明缺少单条染色体的影响较少一套染色体的影响还要大。在多倍体植物中，获得单体就比较容易，说明遗传物质的缺失对多倍体的影响比对二倍体的影响来得小。

三倍体：三倍体为每一个细胞中具有三套完整的染色体组即 3n，即每一号染色体有 3 条相同个体。

3.2 打破家族的魔咒——罕见遗传病

一桩离奇的杀子案

1989 年，美国密苏里州圣路易斯，帕特丽夏因为使用乙二醇（防冻剂主要成分）先后两次毒害自己几个月大的儿子而被捕入狱。对此大家纷纷表示震惊和愤怒。

真的是这样吗？

事实上，帕特丽夏的两个儿子生下来都有同样的症状，那就是不吃奶、不长体重、吐得厉害。帕特丽夏携子看病，却被指控谋杀、锒铛入狱。得知这一消息后，美国圣路易斯大学的教授威廉姆通过实验与分析，认为帕特丽夏的两个儿子都得了一种罕见的遗传病—甲基丙二酸血症（MMA）。最终威廉姆教授通过不懈努力，为帕特丽夏洗脱了罪名。

甲基丙二酸血症就是一种罕见的常染色体的隐性遗传病，是多种原因导致体内的甲基丙二酸蓄积而导致的疾病。帕特丽夏与其丈夫都是患病基因的携带者，所以他们的孩子有 25% 的概率会患甲基丙二酸血症。很不幸，他们的两个孩子都在这不幸的25% 中。

那么这是一个什么样的病症呢？患者体内为什么会有甲基丙二酸蓄积呢？其实这个问题很好理解。我们都有网上购物的经历。甲基丙二酸的代谢通路就如同物流的通路，如果快递小哥（比如甲基丙二酰辅酶 A 的变位酶缺陷）出现问题，如中途翻车了，那么甲基丙二酸代谢产物无法完成最后使命，不仅造成交易无法达成，还造成了中间货物的堆积。

回到这个故事本身，如果是甲基丙二酸积累，那么孩子血液中怎么会有乙二醇呢？

事实上，这个是由于检测人员对血液分析结果的误读，我们看一下乙二醇和甲基丙二酸还有丙酸的结构式：

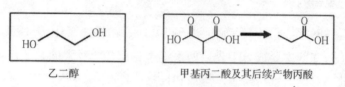

乙二醇　　　　　　　甲基丙二酸及其后续产物丙酸

这两种物质从结构式看上去还是有很大不同的，大家应该都不会认错。但是要检测血液中的成分需要借助一种高端的精密仪器——气相色谱——质谱联用（GC-MS）。但是，因为该方法的检测准确性很大程度取决于技术员对数据的解读，技术员很容易错误地从血液这样复杂的混合物中检测出乙二醇来，特别是当他们认为血液中存在乙二醇时。

GC-MS 是分离和检测复杂化合物的最有力工具之一。其原理为多组分的混合样品进入色谱柱后，由于吸附剂对每个组分的吸附力不同，经过一定时间后，吸附力弱的组分容易被解吸下来，最先离开色谱柱进入检测器，而吸附力最强的组分最不容易被解吸下来，因此最后离开色谱柱。如此，各组分得以在色谱柱中彼此分离，顺序进入质谱分析仪中，在质谱仪中试样中各组分在离子源的作用下发生电离，生成不同荷质比的带正电荷的离子，经加速电场的作用，形成离子束，进入质量分析器。在质量分析器中，再利用电场和磁场使发生相反的速度色散，将它们分别聚焦而得到质谱图，从而确定样品的质量。

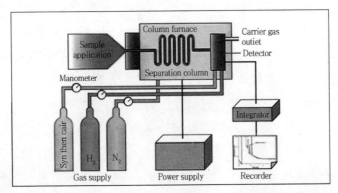

事实上，当威廉姆教授再次将血液样品交到 7 家检测机构，仍然有三家机构做出了错误的判断！

那么，威廉姆教授是怎么确定血液里没有乙二醇呢？其实，即使不用那么高大上的仪器，一个简单的化学反应就可以做到：高碘酸可以将乙二醇氧化为乙二醛，而且有一种化合物 Purpald 可以和醛发生反应形成紫色的络合物。所以如果血液中有乙二醇，加入这两种化合物后就会变紫，但孩子的血液颜色没有发生任何变化。多亏有科学家力挽狂澜，通过一个小小的实验终于使这位不幸的母亲沉冤昭雪！

而这桩冤案说到底，是因为大多数人对于罕见病的不了解。

罕见病并不罕见

顾名思义，罕见病是指那些发病率极低的疾病。罕见疾病又称"孤儿病"，在中国没有明确的定义。根据世界卫生组织（WHO）的定义，罕见病为患病人数占总人口的 0.65‰ ~ 1‰的疾病。对于很多人来说，罕见病症可能是一个陌生的概念，事实上目前全世界报道的罕见病种类已经多达 7000 多种，罕见病的总体数目让人触目惊心。

罕见病分为两大类，一种是遗传性疾病，一种是非遗传性疾病，其中约 80% 为遗传性疾病，包括染色体疾病、基因组疾病、单基因疾病、线粒体疾病等；另外 20% 为非遗传性疾病，包括感染性疾病、罕见肿瘤、过敏性疾病、发育异常等。

三类最常见的遗传性罕见病分别为常染色体显性遗传病、常染色体隐性遗传病和 X 连锁隐性遗传病。常染色体显性遗传病，只要父亲或母亲患病，孩子就有 50% 的可能患病。对于这样的家庭，如果是自然生育而不做任何干预的话，就有可能使疾病代代相传。常染色体隐性遗传，父亲和母亲的身体是健康的，即便通过体检也查不出任何问题，但是却会生下一个有遗传病的孩子。这是因为孩子分别从父亲和母亲那里遗传了一个致病突变。如果只携带一个致病突变，通常不会发病，没有症状。如果同时携带两个致病性突变，就会发病。科学研究显示，平均每个人都携带了 3 ～ 4 个隐性遗传的致病突变。"看似健康"的夫妻双方，却"非常巧合地"携带了相同基因的致病突变，就可能生育患有遗传病的孩子。

很多人认为，我的家人都很健康，没有家族遗传病史，罕见病跟我没什么关系。这是一个误解。其实，只要有生命的传承，就有发生罕见病的可能。没有家族遗传病史，不代表不会生患遗传病的孩子。除了常染色体隐性遗传和 X 连锁隐性遗传病可能会导致孩子患遗传病外，孩子新发的致病突变也可能导致其患病。比如，一种相对比较常见的罕见遗传病——进行性假肥大性肌营养不良（DMD），大约有 1/3 是新发突变导致的。也就是说，这部分患者的父母是健康的，是孩子自身发生了致病性基因突变。

如上面故事中的罕见病还有很多：瓷娃娃、白化病、戈谢氏病……它们罕见到连很多医生也诊断不出、束手无策，而其患者也因病状易被忽略导致高误诊、高漏诊、用药难，沦为"医学的孤儿"。罕见病的表型（临床，实验室以及影像学表现）比较复杂，经常会涉及多个系统和器官，无论是临床诊断还是实验室诊断都比较复杂和困难。患儿的家长经常需要带着患者辗转于不同的医院和不同的科室，以往一个罕见病的明确诊断，往往需要花大约 2 ~ 3 年的时间，有时候即使是做了很多检查，看了很多医生，依然无法得出明确的诊断。

不过，近些年分子诊断的发展迅速，串联质谱，基因芯片，外显子测序，全基因组测序等技术给罕见病的诊断带来了更大的希望！

基因检测与罕见病的诊断

遗传病既然是由遗传物质发生改变引起的，那么检测遗传物质的变化肯定是最直接有效的办法。DNA 是主要的遗传物质，那么对 DNA 进行测序，了解 DNA 排列顺序的变化就是了解遗传变异的最好方法。而这些年分子诊断的发展迅速，串联质谱、基因芯片、外显子测序、全基因组测序等技术给罕见病的诊断带来了更大的希望。尤其是测序技术的飞速发展使得这样的检测变得越来越容易实现。

其中，高通量测序技术，又称"下一代"测序技术，单次能对几十万到几百万条 DNA 分子进行序列测定。目前的高通量测序技术，已经可以在三天内完成一个人的基因组测序，并且在数小时内完成数据解读。它的出现让全基因组水平鉴定可能的致病突变成为现实。

基因检测寻找罕见病"真凶"——尼克的故事

男孩尼克2岁时突然变成了吃饭困难户,每次进食都十分痛苦。不久母亲艾米林就发现,尼克的直肠上有个脓肿。医生把脓肿切除了,但是伤口无法愈合,用抗生素治疗无果后脓肿最终爆发。可怜的尼克体重骤降,进食靠食管。但是他每多进食一次,直肠上就多一个洞。传统的治疗方法并不奏效。

2009年,尼克4岁了,他接受了结肠切除术,完全依赖食管生存,依靠药物避免感染,但是尼克的身体状况变得更差了。自家孩子患上了如此罕见的疾病,母亲艾米林决定给自己的儿子组建"梦之队"。于是尼克的肠胃科医生写信给威斯康辛医学院的研究员雅各布,雅各布一直使用小鼠模型做基因测序,医生询问雅各布是否能考虑给尼克作测序。当时基因测序很罕见,艾米林并不能理解基因测序,但是只要能给儿子尼克活的希望,那就做吧。

医院同意了在监管下给尼克测序。当时测序尼克的全基因组需要花费约100万美元,但如果只测1.5%的基因,即外显子测序,就便宜得多。艾米林选择了外显子组测序,在捐款的帮助下一共支付了10万美元。而今天,这项成本已经降低到几千美元。尼克和父母的血液、唾液或肌肉组织被用于作为DNA测序样本。Illumina测序仪提供了150bp的60亿条数据,其中30亿条数据来自于尼克的父母。

因为2003年人类基因组测序和图谱描绘的完成,科学家们为人类个体疾病相关的变异提供了参考。数据分析结果出来后，科学家还需要得到其他实验来验证数据结论。当时，艾米林被告知，这个分析过程可能需要三年，也可能根本找不到任何结论。等待是希望也是煎熬。

第二年2月，医生证实尼克仅占十亿分之一的XIAP基因突变，来自母亲艾米林的遗传。内疚和希望同时冲击着艾米林。天啊！找到病因了！还能治疗吗？能够让儿子活下去吗？根据基因检测数据，尼克不能正常地消化食物，从而导致炎症和肠道更多的洞。这个诊断结果让医生决定做骨髓移植手术。

同年7月，尼克在骨髓移植手术后28天出现脑部感染，当时现有的药物无法治愈。艾米林打电话给任何她认识不认识的制药业人士，争取并最终获得了当时并未流通的药物foscarnet来治疗尼克。

经历了这一切的尼克活下来了，精神和身体在康复中。

艾米林也因此启动了一项"One in a billion"的基金会，希望将来每个患罕见病的孩子都可以通过DNA测序提高治愈的几率。尼克的故事也成书发表。

这就是第一位使用基因检测技术挽救儿子性命的母亲所讲的故事。这个故事的结局里包含着眼泪、希望、幸运、坚持，有科学家、医生、医院、捐款者和制药厂商的共同努力与帮助。

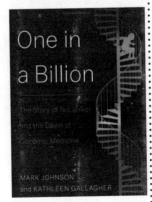

万中无一

打破家族魔咒——罕见病的三级预防

和其他出生缺陷一样，对于罕见病的预防也分为三级：一级预防是防止罕见病的发生；二级预防是及早在早中孕期发现有罕见病的胎儿，必要时终止妊娠；三级预防是在胎儿出生后进行早期的筛查与诊断，进行早期干预，减少疾病对孩子的不良影响。

一级预防是在对先证者（患儿）进行明确基因诊断的前提下，采用"第三代"试管婴儿的技术（PGD，植入前诊断）对受精卵进行筛查，选择没有罕见病的受精卵移植到宫腔，这样就可以生育一个正常的孩子。

二级预防是罕见病的产前诊断，这包括影像学诊断和胎儿细胞遗传学及分子遗传学诊断。影像学诊断是利用超声或磁共振等影像学检查方法判断胎儿是否存在结构异常，然后根据胎儿的结构异常情况决定是否需要进行进一步的遗传学检查。胎儿的遗传学诊断首先要通过绒毛膜活检，羊膜腔穿刺或脐带血穿刺的方法获取胎儿的细胞，然后采用染色体核型分析、基因芯片、基因测序等方法对胎儿进行诊断。

三级预防是在新生儿出生以后进行常规检查，如果发现有可疑的症状、体征和实验室检查的异常，需要进一步进行遗传学的检查来确诊。

孤儿药

用于预防、治疗、诊断罕见病的药品，由于罕见病患病人群少、市场需求少、研发成本高，很少有制药企业关注其治疗药物的研发，因此这些药被形象地称为"孤儿药"。

世界各国对罕见病药物的法律法规激励了生物医药公司

对罕见病药物的研发，也大大加速了罕见病药物的上市。美国在1983年罕见病药法案实施之前仅有不足10个罕见病药物上市，到了2008年12月，在美国食品药品监督管理局登记的罕见病药物已达1951种，获得上市批准的罕见病产品达到325种。欧盟在1999年罕见病药物法规实施前，仅有8种孤儿药被审核通过，至2009年2月，已有619种罕见病产品得到认定，47种"孤儿药"被审核通过。

2014年，美国食品药品监督管理局批准了19个罕见病治疗新药，占当年批准新药总数的38%。

折翼天使拯救世界——罕见病的研究价值

人类有2万多个基因，每个基因都有可能突变。我们每个人都携带有成百上千的突变，有些是父母传给我们的，有些是胚胎发育过程中新产生的。但这些突变大多是无害的，它对我们生活质量的影响可以忽略不计。还有一些很严重的突变，如果一旦发生，胚胎就会死亡而导致流产，这实际上体现了进化中超强的保护机制，早期淘汰有害的烈性突变，减轻对家庭的负担。但是，还有两种突变却会被保留下来，一类突变是虽然恶劣，却还没有严重到让胚胎死亡，但会影响个体出生后的发育成长和生活，导致适应性下降，这就是罕见病；另一类突变刚好相反，它让人的某些方面适应性变强，成为某方面的"超人"。

世界上70多亿人，每个人都是"基因突变试验场"，随机发生，无法预测。有些人不幸获得劣势性突变，成了罕见病人，而有些人幸运地获得了优势性突变，成了某方面的"天才"。而无论劣势突变还是优势突变，事实上对于研究基因的科学家来说都有非常珍贵的研究价值，是可遇不可求的"终极实验数据"！因为他们能告诉我们两个关键信息：人的某个基因是干什么的，如果把它改变了会有什么结果。而对于制药界开发新药来说也意义重大，是很多药物开发的灵感来源。通过对罕见病人的研究，有时能给成千上万的其他病人带来意想不到的革命性新药。

故事 1——两个革命性降胆固醇药物的诞生

2015 年制药界诞生了两个革命性降胆固醇药物：安进的 Repatha 和赛诺菲的 Praluent。这两种药本质一样，为 PCSK9 抑制剂。其作用为显著降低"坏胆固醇"，减少心血管疾病发生率和死亡率，预计上千万心血管病人会因此受益。

这个药物的诞生得益于一种遗传性罕见病——家族性高胆固醇血症。患这种疾病的病人天生血液中坏胆固醇指标非常高，可能会高达 1000！（正常人胆固醇标准是 100mg/dL，160 以上就叫胆固醇高）。由于超高的坏胆固醇，这些病人很早就会有严重的心血管疾病，比如冠心病，常常导致 30 岁以前早逝。

许多基因的有害突变都可以引起家族性高胆固醇血症。2003 年，一位法国科学家在研究一些家族性高胆固醇血症患者的过程中发现，这些患者都携带一个 PCSK9 基因的增强性突变，该突变引起 PCSK9 基因活性的升高。

那么是否低 PCSK9 活性就代表低胆固醇呢？

奇妙的是，世界上还存在一些 PCSK9 基因活性超低的人，正如我们

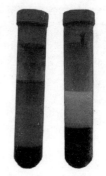

正常人的血液（左）和家族性高胆固醇血症的血液（右）

前面预想的那样拥有很低的胆固醇。

其中有一位胆固醇女超人——号称"完美女人"的翠茜，她实现了无数吃货的梦想：无论怎么吃都不会有高血脂。为了探究这种超能的真相，2006 年，研究人员对翠茜的基因测序。结果发现和家族性高胆固醇血症患者完全相反，翠茜的 PCSK9 突变是失活突变，她的 PCSK9 基因没有任何功能。

这个健康人翠茜的出现，让无数制药公司欣喜若狂，因为这恰恰证明了：

①降低 PCSK9 活性就会降低胆固醇。

②翠茜的 PCSK9 基因天生没有活性，但她除了胆固醇低，其他方面完全健康，本人还是健康教练。因此如果做一个针对 PCSK9 活性的药物将会非常安全！

而安全、有效是药物最重要的特性。

故事 2——无痛症患者与新型止痛药

在巴基斯坦北部的一个小镇，一名小男孩每天都在街上表演杂要。他的表演让人目瞪口呆：他微笑着把刀直接刺穿自己的手，或者面无表情地站在烧得通红的炭火上。也许有人认为这是魔术，但事实上这都是真的，原因是这个孩子天生感受不了任何疼痛。

感受不到疼痛并非是一件幸事，某种意义上讲，它是一种悲剧，因为正是有疼痛的感觉，才能保护我们的身体不被持续伤害。这也是一种罕见病称为先天性痛觉缺失症，俗称无痛病。事实上，这个小男孩虽然永远不痛，但其实早已是伤痕累累。这个小男孩在他 14 岁生日的时候永远闭上了眼睛，当时他在尝试表演从楼房上跳下来，结果发生了意外。

虽然这个小男孩生命很短暂，但是他留下了非常宝贵的基因信息。对小男孩和他家人的研究发现，他无法感觉疼痛是因为一个叫 SCN9A 的基因突变了。疼痛，是大脑感知并解读了身体其他地方传来的"痛"这种神经信号，而没有 SCN9A 基因，大脑就感受不了身体其他地方传来的"痛"这个感觉。和前面翠茜情况类似，无痛症小男孩的存在证明了两件事情：

①有效性：具有抑制 SCN9A 活性功能的药物可以降低疼痛。

②安全性：抑制 SCN9A 不会有严重副作用，因为小男孩除了不感知疼痛，其他方面健康。

因此针对 SCN9A 的药物很可能是安全的新型止痛药。

目前有多个公司的 SCN9A 抑制剂药物在临床试验中，其中一些已经显示出了良好的效果，减轻了很多病人的慢性疼痛，比如三叉神经痛和坐骨神经痛。重要的是，和预测的一样，这些药物没有什么强副作用。

罕见病人多数都是小孩，他们不幸获取了坏的基因突变，成了折翼的天使。庆幸的是，社会大众对他们有了越来越多的关注，给他们提供了越来越多的支持。但是从基因研究的角度来看，他们身上都包含无比珍贵的信息。如果能向上述一样，努力解码这些病人所携带致病基因的奥秘，不仅有助于我们更加深入地了解自己，还有可能研发出新型的药物来使更多的人受益！那么这些患者的生命，无论长短，都必将闪耀永恒的光芒！这也是对病人致以的终极敬意！

3.3 星星的孩子——关于自闭症的科学研究

我们以前会从一些影片听到"自闭症"这个词，比如时间较久远的奥斯卡获奖影片《雨人》《美丽心灵》和《海上钢琴师》，或者近年澳大利亚电影《玛丽与马克思》，荷兰电影《本 X》，以及 2000 年自传体电影《自闭人生》（主人公 Temple Grandin 是 TED2010 演讲人）。这些电影感人至深，极其精彩，都给人留下了深刻印象，而这些电影的共同点就是：主角都有自闭症。

那么自闭症患者都是天才吗？事实上这是一种误解，自闭症儿童有成为某种天才的可能性，但是这个比例非常小，低于 1%。

关于自闭症的误解

误解 1：自闭症就是内向不愿意和人交流，或者是孩子说话晚与抚养方式有关。

不是。不愿意与人交谈与自闭症没有直接关系，尽管大部分的自闭症患者与他人交流的概率比较低，但是不与人交流并非就是自闭症。自闭症大部分附带发育迟缓，而发育迟缓的一部分就是语言的迟缓或者落后。抚养方式不会导致自闭症，但是不当的抚养方式有可能会加剧自闭症的表现。

自闭症，全称自闭症谱系障碍（Autism Spectrum Disorder），是先天性遗传疾病，不会后天突然得病，也不可能被完全治愈，只能通过干预提升部分能力，来达到自理、社交、学习、工作等目标。

误解 2：自闭症可以通过吃药等方式治好。

自闭症是先天疾病，目前无法治愈，仅能通过干预训练来缓解。所以，对于自闭症叫做康复或者干预，而不是治疗。

误解 3：自闭症儿童一定是某种天才。

有这种可能性，但是比例要低于 1%。一些新闻炒作自闭症儿童的画作，这些作品绝大多数都很有可能是由他人代笔，因为自闭症有很大的可能性导致精细能力的低下，极难完成独立作画。

自闭症儿童按照其能力的大小可以分为以下三个等级：

（1）高功能自闭症（阿斯伯格）。

高功能自闭症和普通儿童的区别，打个比方，就好比原生安卓和 IOS、MIUI 等完善改良过的成熟系统的区别。高功能自闭症是原生安卓，他们和普通儿童之间并没有发育能力上的落差，但是却缺少了很多功能，需要人为一步步教会，好比给原生系统手机安装上所需要的 APP。

这些孩子能力值并不低，一般只需要干预得当便可以上到普通小学，和普通儿童一同学习生活并且有一定社交能力，只是深入交往时会发现他们有些许不同。

他们融入这个社会的同时也或多或少地改变过自己的一些行为模式，无论是主动或者是被动的。

大家能够在日常生活中接触或者看到的听到的，基本上是这一类孩子。

这样的孩子也只占自闭症儿童的 10% ~ 15%，绝大多数的典型自闭症都是中低功能者。

（2）中等功能自闭症儿童。

一般来说，中等功能不仅有自闭症的典型症状，同时伴有

1～2 岁左右的发育迟缓。打个比方来说，一个 4 岁的中等功能自闭症儿童其实就是一个 4 岁孩子的外壳，里面住着一个大约是 2 岁能力值的自闭症儿童。

这一般叫做典型自闭症，基数也是最大的，起码占到所有自闭症儿童的 70% 以上。特教机构里大部分都是这种情况，特教效果根据机构不同而不同。3～6 岁的中功能者，如果陌生人和他们接触和交流，依然会得到小概率的回应。

一般来说，经过干预可以部分改善他们的能力值，他们或许可以在 7 岁左右读到普通小学，但是基本上撑不过三年级（因为小学三年级内容难度大幅度提高）。之后在特殊学校和家里的情况会比较多。

所以，生活中很少能接触到年龄偏大的中等功能自闭症孩子，他们的生活轨迹和亲属以外的人几乎没什么太大交集。如果规则感良好，大家也不太会关注到他们。他们具备自理能力和一部分社交能力，有固定的对话模式，但不能跳出这个范围。

（3）低功能自闭症儿童。

简单地说，除了外形，他们和普通同龄儿童已经基本上没有太大的共性了。

在有一定生理需求的情况下才会展示自己的需求去寻求社交，但是表达方式或许仅仅只是站在原地哼一声，或者用极少数（三个字以内）的词汇来表达。熟悉的人才能解读出他是饿了渴了还是拉了。

能在 7 岁之后拥有自理能力如独立如厕、进食、更衣，已经是比较好的情况，社交是没有的，某些人或许会觉得有，但是笔者认为过分解读的情况可能会更多一点。

如果规则感良好并且无行为问题，可能依然会进入特殊学校。但是更多的情况是需要有人时刻照看，才能有小范围内的活动。因为无人照看的话，他们随时可能置自己于生命危险之中。

一般来说大家也很难接触到他们，因为他们的活动半径已经非常小了，生活中接触的对象也基本只有亲属。

人类对于自闭症的认识历史

历史上有案可查的第一个自闭症患者

1747 年，爱丁堡主教法院审理了一起家产纠纷案，这起案件涉及休和约翰两兄弟。约翰因不满其家产分配而发起诉讼，否认其兄弟休的婚姻的有效性，因为如果休结婚产子，便会有继承家产的可能。在法庭上，27 名目击者清晰地透露了休的精神状况，有一名证人提到了一个特殊的现象："所有的葬礼他都会到场，无论死者富有或者贫穷，无论他是否受到邀请，他在成年之前或者之后，都是如此。"法院的文书上还有这样的记载，审判人员问休："为什么去爱丁堡？"休回答说："为什么去爱丁堡？"并且，休是用书面形式回答问题的，因为法院怀疑他又聋又哑。这完全符合自闭症患者不是回答问题，而是重复问题的特征。休并不明白如何去告诉别人一件事，这是一种缺乏能够想象自己或者他人心理状态的表现，即心智化能力的缺失。后来，法院宣告将休的婚姻废除。

自闭症的提出者

真正把自闭症作为一具有群体异质性的临床实体来描述的，是 20 世纪 40 年代美国医生李昂·坎纳，他发表了一篇名为《情感交流的自闭障碍》的论文，提出了"自闭症（Autism）"和"冰箱理论"。Autism 来源于希腊语，意思是专注自我。坎纳描述了 11 个生活在他们自己世界里的孩子，他们忽略身边所有人，包括自己的父母；他们可以自娱自乐几个小时，仅仅是重复简单的拍手动作；他们容易被小事惊扰，而引起不适甚至歇斯底里。坎纳将自闭症归结为一种精神错乱，其原因是缺乏来自父母的关爱，"他们像被放到了一个无法解冻的冰箱里"。他对自闭症的诊断十分"苛刻"，不主张把患有癫痫的孩子诊断为自闭症，他甚至认为其他医生送来诊断的疑似病例，十个有九个不是自闭症。到了 20 世纪 50 年代，作为业界权威的坎纳声称接触了不到 150 个"真正病例"。

在病因诊断方面，受当时盛行的精神分析理论的影响，包括坎纳本人在内大多数人认为：孤独症是一种情感性的而非躯体性障碍，父母的抚养方式导致了该疾病的发生。在坎纳的描述里，父母都是高层次的事业心很强而又显得冷漠无情的人。这一描述在当时颇具代表性和影响力。当然这个结果是极其错误的，并且这样的认知灾难性地增加了父母们对拥有一个他们无法理解其行为的孩子的不安心情，破坏了他们可能存有的能帮助孩子的任何信心。

新观点的提出

20 世纪 70 ~ 80 年代，通过对正常儿童以及坎纳综合征儿童发育和言语的研究，使对孤独症病因诊断方面出现了新的观点，尤其是迈克·拉特和他的同事的工作，给孤独症病因诊断带来的重大变化。这些研究工作表明：孤独症的行为如果被认为是从出生到童年早期的发育障碍所致更为合情合理。随着对大脑发挥功能的方式及可能出现问题的知识的积累，逐渐搞清楚了孤独症是一种躯体性的、与父母抚育方式无任何关联的发育障碍。相应的，在此期间出现了一些关于孤独症生物学病因的研究。

自闭症研究全面开花的新时代

20世纪80年代以来，对自闭症的研究进入全面开花的时代，在此期间，在诊断分类系统的研究方面，最突出、最醒目的成就是，为适应临床交流和研究的目的，国际疾病分类与美国精神障碍的诊断统计手册，相继更换版本、增删内容，从而具有广泛的实用性与可比性。孤独症的诊断分类也相应达到了空前的统一性。

根据DSM-Ⅵ的诊断标准，自闭症儿童起病3岁前，通常具有严重的社会交往障碍和刻板重复的行为习惯。具体可分为：在社交方面无法与人视线交流，对人态度冷淡，甚至对父母也没有任何依恋；在语言方面，许多自闭症儿童终身无声，即使有也只是鹦鹉学舌而已；在行为方面有严重的刻板倾向，例如坚持每次以同一种方式去做某事、玩同一种玩具、看固定的电视节目、坐固定的位置等，这种"生活规律"如有改变就会尖叫或拒绝执行；在感知觉方面既有感觉过敏又有感觉迟钝的现象，例如对光线、声音特别过敏，但对寒冷、疼痛则不敏感；80~90%的自闭症儿童存在智力问题，但也有在某一方面表现出令人惊叹的才能。神经科专家O. Sacks1995年认为，这些"自闭天才"（autistic savant）一般在很早的时候就表现出非凡的才能，并且以惊人的速度发展着，然而他们的人格却是相当不完善的。根据美国精神学会1994年的调查，大约每2‰~5‰儿童患有自闭症，大约有一半终身在精神病院度过，很少能够独立生活或工作。

与自闭症有关的儿童发展障碍

有很多与自闭症有关的儿童发展障碍，目前比较明确地包括

Angelman、Asperger、脆弱 X、Landau–Kleffner、Prader–Willi、
Rett 和 William 综合征。在语言发展、社会交往和智力等方面都
表现出与自闭症类似的症状。

（1）Angelman 综合征。

1965 年，英国医生提出 Angelman 综合征的行为和生理特
点。该综合征不算是自闭症的一种亚型，但却表现出许多与自
闭症相似的行为特点。在许多患者中发现第十五染色体有一小
部分缺失，并且是由母系方面所造成的。与自闭症儿童相似，
Angelman 综合征儿童也表现出古怪的手势、几乎没有语言、注
意力缺陷、好动、饮食和睡眠障碍、运动能力发育迟缓等。有些
人还咬伤自己、扯自己的头发。与自闭症不同的是，表现得很
有社会性，看上去很亲切，经常面带微笑。大多数脑电图不正
常，且伴有癫痫症，走路时膝盖不会弯曲，身体摇摇晃晃。一
般具有共同的脸部特征，如大嘴巴、上唇薄、眼窝深陷，头发
和皮肤颜色很淡。发病率大约为 1/25000，绝大多数都是严重的
智力弱后者。

（2）Asperger 综合征。

Asperger 综合征是奥地利医生于 1944 年提出的，描述患有
该综合征的人所表现的许多特征和古怪的行为：在语言方面，说
话有时显得夸张、不自然，喜欢不断重复，缺乏感情，交谈内
容总是围绕自己；在认知方面经常会对一些复杂的问题感兴趣，
IQ 分有高有低，大多数在语言能力上得分在平均水平之上，而
操作能力则在平均水平之下；许多人存在阅读障碍、书写障碍，
缺乏常识且以形象思维为主；在行为方面看上去很笨拙，有古怪
动作，有社会行为但表现不够恰当。研究者认为，Asperger 综合
征很可能是遗传性的，是因为在患者家族中也能找到一两个同样

"古怪"的亲戚。到目前为止，对于 Asperger 综合征还无有效的治疗方法。有些学者认为，Asperger 综合征也属于自闭症的一种类型，是一种高功能的自闭症。

（3）脆弱 X 综合征。

脆弱 X 综合征又叫 Martin-Bell 综合征，是弱智遗传的最普遍形式。是一种伴性遗传障碍，其母是该基因的携带者。大约在 1000 ~ 2000 个男性中有 1 例脆弱 X 综合征患者，通常有中度或重度智力弱后现象，女性患者一般表现为轻度智力缺陷。大约 15% ~ 20% 患者表现出自闭样的行为，行为问题和语言发展迟缓是脆弱 X 综合征的普遍症状，可识别的生理特征包括腭部高度拱起、眼睛斜视、耳朵大、脸长、平足、肌肉韧性差等，如果是男性则睾丸很大。但也有些患者没有典型的外表，许多医院和实验室通过验血来诊断脆弱 X 综合征。

（4）Landau-Kleffner 综合征。

是失语症的一种形式，通常在 3 ~ 7 岁时起病。起初，患者身体发育良好，语言功能也正常，突然之间会失去语言理解和表达能力。根据脑电图的显示，患者在颞叶部分有异常现象，睡眠时在颞叶—顶叶—枕叶部分也出现异常。大约 70% 的患者伴有癫痫症，但不会经常发作。患者通常对声音没有反应，父母很可能会认为孩子失去了听力。患者与自闭症有许多相似症状，包括对痛觉的不敏感、视线不能与人交流、有攻击性、刻板行为和睡眠障碍。有学者认为，这可能是由于病毒和大脑创伤而导致免疫系统功能障碍的结果。

（5）Prader-Willi 综合征。

是一种与自闭症相关的发展障碍。患者最典型的特征就是暴饮暴食、身体很结实、第二性征发育迟缓和肌肉韧性差。由于患者爱吃东西，通常都过于肥胖。患者与自闭症患者存在一些相同的障碍，包括语言和运动能力发育迟缓、学习困难，发病率大约是1/10000，绝大多数患者第十五条染色体有一小部分缺失，是由于父亲方面的原因造成的。

（6）Rett综合征。

1966年，法国医生报道Rett综合征的症状，是一种神经障碍症，并且只发生于女孩。患者大脑解剖结果显示，病理机制不同于自闭症。但通常也表现出许多与自闭症相似的行为，如重复简单的动作、身体颤动和睡眠障碍等，发病率大约在1/10000 ~ 1/15000。典型特征是：在6个月到1岁半之前发育正常；走路时身体颤动，膝盖不会打弯；呼吸有困难，常出现换气过度或窒息现象；大约80%有癫痫症；磨牙、嚼咬有困难；发育迟缓、脑袋小，通常有重度—极重度的智力弱后现象；好动等，终生存在认知、行为、社会和运动方面的障碍。1999年，Zoghbi博士定位Rett综合征的基因基础，就在两条X染色体中决定性别的那一条上。

（7）William综合征。

近年来发现的是伴有轻度智力弱后的基因障碍。患者第7条染色体DNA组织有所缺失。患者也表现出类似自闭症的问题，例如语言和身体发育迟缓、大运动障碍、对声音过于敏感、不断重复以往的动作等。患者还伴有心血管疾病、高血压、钙水平持续升高等现象，其典型的脸部特征为杏仁眼、卵形耳、嘴唇饱满、下巴短、脸窄和嘴巴宽。

自闭症的遗传学诊断

目前对自闭症的认识是，自闭症分为典型的自闭症（AD，

Autistic Disorder）和一般意义上的自闭系列症，即泛自闭症或自闭症普系障碍（ASD，Autistic Spectrum Disorders）。泛自闭症除了包括典型意义上的自闭症外，还包括非典型意义上类似自闭症的疾病。这些患者在行为和智力等某些方面存在障碍，但在其他方面却表现较为正常。

泛自闭症，也被称为普适发育障碍，是一种行为定义的组诊断，通常是在早期儿童有神经发育障碍。他们的特点是不同程度的沟通和社会交往局限性；非典型，重复性的行为，发病年龄为3岁前。自闭症的表型是极不均匀的，不同的人在症状的涉及面和严重程度，以及不同亚型之间均有差异（例如，孤独症，阿斯伯格综合征，和非特别说明的普遍发展障碍）。

多种流行病学证据均支持遗传学在自闭症的病因作用，并且认为该病为多因素遗传病。最近的研究发现，一个患有自闭症儿童的兄弟姐妹的复发风险为3%～10%。只有3%的家庭有1个以上的受累患者（可能是因为一个孩子被诊断后自愿避免怀孕）。其中，如果第一个受累孩子是女性的话，另一个受累孩子报告的风险是7%；如果第一个受累孩子是男性则为4%。如果有多个孩子（2个或更多）有自闭症，任何未来的怀孕，复发风险是33%～50%。

根据最新的美国权威机构——美国医学遗传学与基因组学学会（ACMG）所公布的自闭症基因检测方法及检出率如下：

一个特定表型的自闭症患者确诊率为6%～15%，但是，随着检测手段的提高，诊断率预计可以达到30%～40%。

总之，对于自闭症的发病原因和机制，遗传基础是许多科学家们正在研究的方向。目前医学界已经有一些关于自闭症的关键的已知与共识：自闭症是一种神经系统的广泛发育障碍；它是终身的；没有药物能够治疗；可以通过应用行为分析等方法进行有效干预和改善；早诊断早干预是一条基本的原则，能够获得最大效果。

我们相信，随着医学与科技的不断进步和对人类基因的解码，我们能够越来越清晰地了解这些疾病的发病机理，让更多的家庭能够拥有健康的宝宝，更多的孩子不再成为星星的孩子。

3.4 "三亲婴儿"的成功及争议

2016 年 4 月，有一则新闻轰动世界。

美国纽约，在华裔科学家、纽约新希望生殖医学中心（New Hope Fertility Center）创始人张进医生领导的团队以及美国辛辛那提儿童医院线粒体疾病中心主任黄涛生教授的帮助下，一位中东母亲诞下了世界上首位"三亲婴儿"。男婴身上携带有三人的遗传物质，除了这对中东夫妇，还有来自一位健康女性捐赠者的线粒体。这是人类第一次一个生命是由三个人的遗传物质结合起来的，这是非常大的突破。这随即引发了外界对"三亲婴儿"在伦理上和医学上的讨论。

为什么会产生"三亲婴儿"

我们知道，人的细胞一般分为三大结构：细胞核、细胞质和细胞膜。其中，细胞核贮藏了人的绝大部分遗传物质，即DNA。细胞质则是包围细胞核的一层液态物体，在这个液态物体中也含有多种生命不可或缺的物质，如线粒体、内质网、高尔基复合体等。

其中线粒体是一个非常重要的细胞器。我们都知道，现代社会的运转离不开电。如果有一天突然停电，没有了能量供应，不仅我们感觉生活非常不

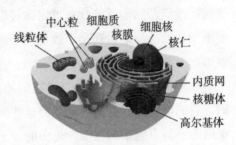

动物细胞

方便，而且会直接导致大量工厂停工，整个社会陷入瘫痪状态。同样，当我们饥饿的时候，也会觉得心慌乏力，干什么都没劲，其实这是细胞缺少能量的表现。而细胞所需的能量主要就是由细胞中的迷你"发电站"——线粒体提供的。如果线粒体不正常或缺失，就会造成非常严重的后果，如同断电一般，使整个机体处于瘫痪状态。

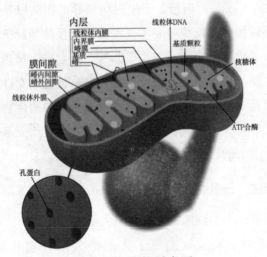

线粒体结构模式图

线粒体不仅重要，而且特殊。因为在线粒体中也含有一些遗

传物质，即线粒体 DNA。而线粒体 DNA 是由母亲遗传给后代，如果母亲的线粒体 DNA 存在缺陷，则会造成所有孕育的后代都有可能犯病，包括线粒体肌病（骨骼肌极度不能耐受疲劳，轻度活动即感疲乏）、线粒体脑肌病等。

人类卵子也是由这三层结构组成的，与鸡蛋相似，卵子中的细胞核可以看作是蛋黄，细胞质则是蛋清，细胞膜就是白色的膜和蛋壳，线粒体存在于卵子的细胞质中。线粒体疾病就是鸡蛋蛋黄是好的，但蛋白中的线粒体出了问题。细胞核移植的目的是把有缺陷的蛋白给换掉。在三亲婴儿的案例中，为了避免因线粒体 DNA 缺陷而产生有遗传病后代，就要用健康女性的线粒体来替代有缺陷的线粒体，于是母亲卵子的细胞核 DNA 加上父亲精子的 DNA 再加上健康女性捐赠的线粒体 DNA，就构成了一个完整的胚胎，从而发育出健康的后代。

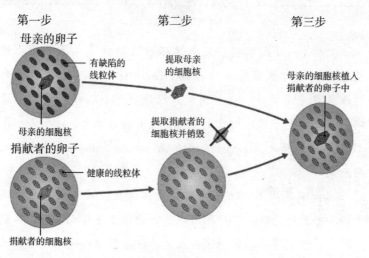

线粒体核移植示意图

具体而言，第一步是取母亲的卵子，提取出细胞核；第二步，取捐献者的卵子，剔除细胞核；第三步，将母亲卵子的细胞核植入到已去核的捐献者卵子中；第四步，将"拼装"后的卵子与父亲的精子进行人工授精。相当于让"蛋黄搬了一个家"，再受精。

这样生出的小孩将同时拥有 1 个父亲与 2 个母亲的遗传物质。遗传学分析结果显示，男婴的绝大多数基因来自他的生父母，包括头发、眼睛颜色等基因，只有 0.1% 的基因来自捐献者。

首例"三亲婴儿"诞生的曲折经历

约旦女子 Ibtisam Shaban 在过去的 10 年里经历了 4 次流产和两个孩子夭折。最令夫妻伤心的是两个孩子分别在 8 个月和 6 岁时因遗传病死亡，只因她的基因中存在线粒体疾病——Leigh 综合征，这令她与丈夫痛苦不已。

Leigh 综合征

又称 Leigh 氏脑病、亚急性坏死性脑病等，是婴幼儿期亚急性地进行性遗传变性疾病。Leigh 综合征可因线粒体基因体点突变而致病，也可因大片段线粒体基因缺损突变而致病。以及因电子传递链中的 complex I 酵素缺乏、complex IV (COX) 酵素缺乏或 pyruvate dehydrogenase complex 酵素缺乏而致病。

因致病基因不同可能为常染色体遗传、母系遗传或性联遗传。如为酵素缺乏障碍则可以区分为母系遗传或常染色体隐性遗传。线粒体基因的点突变及大片段基因缺损突变是母系遗传。因为部分是由于性联遗传，所以，男性多于女性患病。

临床表现为，2 月～6 岁起病，经数周或数月死亡。开始轻度肌张力降低，短促的痉挛，中度腱反射迟钝。症状进行性加重，最终发展成木僵，嗜睡，肌阵挛性痉挛或严重的肌张力降低，反射消失，呼吸困难，不能吞咽，全身无力、衰竭。上睑下垂，眼肌麻痹，视力减退或消失，视野有中心暗点，瞳孔散大或缩小。血乳酸和丙酮升高。脑脊液蛋白增高，脑电图见弥漫性慢波和发作性波。

Ibtisam Shaban 夫妇发出了求助。张进医生在接受采访时坦言：线粒体疾病通常对婴儿和家庭而言极具破坏力！他选择了尝试"三亲"体外受精技术以确保该疾病突变不会遗传给新生儿。

但是目前美国禁止这类技术，英国还在审理用"原核移植"的方式做三父母试管婴儿。不过英国的原核移植"三父母"技术，是先让"鸡蛋"受精再进行细胞核移植，但是很多国家认为"鸡蛋"受精后就是有生命的，所以伦理道德上不太行得通。为了解决这个问题，张进团队在"鸡蛋"还没有受精前进行细胞核移植，这种做法从技术上看是领先的，同时从伦理道德上也相对容易被接受。

具体操作过程为，医生先移除 Shaban 的卵子原核，再植入同被去除卵子原核的捐赠者卵子内，然后授精。张进团队以这种方法，成功制造了 5 个胚胎，但最终只有一个受精成功，并植入 Shaban 体内。鉴于美国法律，张医生率医疗小组在墨西哥对 Ibtisam Shaban 夫妇实施治疗。9 个月后，Shaban 顺利诞下了健康的男婴，男婴拥有父亲和母亲的正常 DNA，加上一名捐赠者的一点"遗传密码"。

争议不断的"三亲婴儿"

自"三亲婴儿"诞生以来，一直争议不断。一些专家认为这开启了生殖医学的新时代，另一些人认为必须加强对相关技术的监督，还有一些科学家质疑其伦理问题。

这项技术的主要参与者和通讯作者黄涛生以及支持者美国生殖医学学会主席欧文·戴维斯认为，线粒体疾病通常是非常严重的疾病，但到目前，线粒体疾病的治疗方法很有限，而细胞核移植技术为解决这一问题带来一线曙光，这项工作是"生殖医学的一个重要进展"，"如果今后的研究确定了细胞核移植的安全与有效性，那么我们希望它能成为一个治疗选择，避免高风险人群把线粒体疾病遗传给下一代"。

而另外一些专家对这个手术持批评态度。加拿大达尔豪西大学生物伦理学与哲学教授弗朗索瓦丝·拜利斯表示，一个关键问题是，这个手术是在墨西哥完成的，未受监管。"不是以公开负责、小心翼翼的方式推动科学前进"。美国遗传学和社会中心执行主任马西·达尔诺斯凯在一份声明中谴责说，这是不负责任、不符合伦理的行为，开创了一个危险的先例。

对于该技术的安全性，有的专家也提出了自己的看法。荷兰马斯特里赫特大学科研人员史密兹说，这个世界首例"三亲"男孩，未来需要频繁观测，以便医疗和科技人员评估，这项技术的长期效果如何，有什么潜在风险。

2017年6月，《麻省理工科技评论》报道称，张进已经成立了另一家名为"达尔文生命研究"的公司，旨在用线粒体移植法应对高龄产妇的不孕不育问题，费用在每例10万美元左右。但这一做法受到了来自美国食品药品监督管理局的警告。

美国食品药品监督管理局发言人安吉拉·费舍尔接受采访时表示，自 2015 年 12 月来，美国国会在《联邦拨款法》中已经规定禁止美国食品药品监督管理局受理"线粒体替代技术"作为临床研究的申请。因此，在人体上使用线粒体替代技术的临床研究在美国无法合法地进行。美国现行法律允许实验室范围内进行胚胎基因修改实验，但不允许将经人为修改的胚胎放入子宫发育。

此外，除了技术方面的争议外，有一些反对者认为该项技术违背自然法则。事实上，借助"第三方"基因的辅助生育方式曾多次引发激烈争论。英国《每日电讯报》2015 年的一篇评论文章就历数过它可能导致的种种弊端。文章认为，真正能从这种技术中受益的人群实在太过"小众"。如果将其普及，只会让无数卵子捐献者承担不必要的健康风险。此外，在相关实验进行当中，势必会有无数"不健康胚胎"被销毁，造成恶劣的社会反响。另一方面，通过该类方式降生的新生儿在成长过程中难免陷入"身份认同危机"："我是谁？我的父母是谁？我为什么有两个妈妈？"在社交媒体上，不少网友也表示，这种做法"有悖自然法则"，等于"开启潘多拉的魔盒"。还有人认为，这项实验和"二战"期间德国纳粹所提倡的"优生法则"并没有本质区别。

而对于这些争议，肯特大学遗传学专家达伦·格里芬（Darren Griffin）教授是这样认为的："这类大幅跨越的新治疗方法总会挑战伦理问题。但当考虑到有这类需求的家庭时，我们必须在不实施这种技术的后果和学术伦理间认真权衡。"

第四章

基因与大健康：
贯穿一生的健康管理

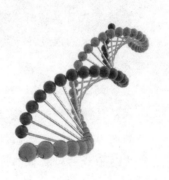

健康长寿一直是人类追求的一种理想状态。而医学的不断发展，一直在推进这个理想的实现。

　　两千多年来，人类社会在抗击传染病的基础上建立了典型的临床医学；人们形成了一种以"疾病为中心"的思维习惯，"治病救人"是医学的首要任务。可以说"疾病"是这个临床医学时代的关键词。围绕着"疾病"，人们发展了从简单的听诊器到复杂的影像仪等各种诊断技术，以及手术、疫苗和药物等各种治疗方法。

　　到了 21 世纪，对人类健康的主要威胁已经从传染病转变为慢性病，人类进入了一个全新的大健康时代。围绕着"健康"，我们需要发展出能够对机体病理变化进行早期监测的新技术，发展出能够维护健康和预防疾病的早期干预方法，建立起对个体全生命周期进行健康管理的系统。而生命科学的飞速发展，特别是基因检测及相关技术，为这一理念的实现提供了有力的支持！

4.1 上医治未病——基因科学在健康管理中的作用

魏文王问名医扁鹊："你家兄弟三人，都精于医术，到底哪一位最好呢？"

扁鹊答："长兄最佳，中兄次之，我最差。"

文王再问："那为什么你最出名呢？"

扁鹊答："长兄治病，于病情发作之前，一般人不知道他事先能铲除病因，所以他的名气无法传出去；中兄治病，于病情初起时，一般人以为他只能治轻微的小病，所以他的名气只及本乡里；而我是治病于病情严重之时，一般人都看到我下针放血、用药敷药，都以为我医术高明，因此名气响遍全国。"

"治未病"是我国古代医家几千年来在预防和治疗瘟疫的过程中不断总结和完善的"未病先防、既病防变"的科学思想。两千多年前，《黄帝内经》中提出"上医治未病，中医治欲病，下医治已病"，即医术最高明的医生并不是擅长治病的人，而是能够预防疾病的人。可见，我国古代医学中就非常重视疾病的预防。

然而，由于古代科学技术的局限性和信息的不发达，人们对许多疾病的成因、预兆并不是很清楚，准确性也不确定，因此"治未病"多是一种理想。

随着科学的发展和人类对自身认识的提升，现代生命科学研究表明，"除了外伤以外一切疾病都与基因有关"。某一些疾病，如前一章提到的多数遗传性罕见病是由单个基因突变引起，而很多其他疾病的形成原因复杂，常见的如心脏疾病，糖尿病和肥胖症等，这些疾病没有单一的遗传基因，他们的发病可能与多种基因相关（内因），还同时包括生活方式的影响和环境因素的影响（外因）。这种由许多因素引起的疾病被称为复杂或多因素疾病。虽然复杂的疾病通常聚集在家庭，但他们没有一个明确的遗传模式。

实际上，我们每个人与生俱来都携带有患某些疾病的"内因"——疾病易感基因。它是基于人的基因组信息而增加患有特定疾病的可能性。遗传倾向由特定的遗传变异引起，通常从父母继承。这些遗传变化虽然不直接导致某疾病，却可能成为这些疾病的帮凶。不同遗传变异对特定疾病发展的可能性也或大或小，各不相同。例如，BRCA1 或 BRCA2 中的某些突变基因大大增加了人患有乳腺癌和卵巢的癌症风险。其他基因（如 BARD1 和 BRIP1）的变异也增加乳腺癌风险，但这些遗传变化对一个人总体风险的贡献似乎小得多。在一般人群中遗传变异很常见，虽然每个变异只会稍微增加一个人的风险，但是几个不同的基因变异结合起来可能会显著增加许多常见的疾病风险，包括癌症、肥胖、糖尿病、心脏病等疾病，遗传易感性的基础是来自许多基因的变异，每个基因都具有微弱的影响。在具有遗传倾向的人中，疾病的风险可以取决于环境与生活方式多种因素。由多种因素的组合引起的疾病被描述为多因素疾病。一个人的遗传构成虽然不能改变，但一些生活方式和环境的更改（如具有更频繁的疾病筛选和维持健康的体重）能够降低患有疾病风险。

对人类基因图谱的解读，预示着人手一份"人体生命说明书"的个性化医疗时代即将到来，我们将越来越了解自身之谜。

随着基因与基因组学研究不断发展，基因检测正引导着预测医学的发展，并应用于疾病预防、基因诊断、个性化医疗等各个方面，基因检测已经成为健康管理的重要部分。可以这样说，古人的"治未病"理想在基因科学和信息技术飞速发展的今天，正在真正的慢慢实现！

2016 年 12 月 23 日，在国际著名科学性杂志《科学》上发表了两篇重磅级研究结果，这两项研究均是能够将病人的已识别的医疗记录与他们的 DNA 数据联系起来，来发现潜在的疾病相关信息。在其中一项研究中发现，在受试者当中，家族性高胆固醇血症患病人数比原先的预计高出一倍。这就意味着如果不用基因确认的话，很多这样的病人将未能被诊断或治疗。

4.2 青年运动员猝死与白领"过劳死"——基因解密隐匿的真凶

运动杀手之运动员心脏 VS 肥厚型心肌病

2016 年 4 月 10 日，陕西杨凌国际马拉松，鲁某在距终点 4 千米处，突然倒地死亡。2015 年 10 月 22 日，昆明一位三十多岁的女士在健身房跑步机上跑步时突感不适，送到医院抢救无效死亡。2015 年 7 月 3 日，效力于中甲联赛青岛海牛队的塞尔维亚外援格兰·戈基奇在球队大巴上突然休克，被紧急送至附近医院抢救 2 个多小时后，年仅 29 岁的小伙子因心源性猝死被宣布抢救无效死亡。

生命在于运动，很多人认为经常运动的人，特别是运动员具有良好的体质，不容易患心血管疾病。其实不然。美国一家科研机构曾对 1985 年 ~ 1995 年全美猝死的 158 名运动员进行了统计研究，在这 158 人中，有 134 人因心血管疾病而死，但仅有 1 人曾被确诊患有心脏病，4 人曾经查出存在这方面的疾患。也就是说，在死亡降临前，运动员一般无法知道自己身上隐藏着"杀手"。

对于年轻运动员来说，最常见心脏病为肥厚型心肌病，占所有运动性猝死的 36%。

肥厚型心肌病（hypertrophic cardiomyopathy，HCM）

什么是肥厚型心肌病呢？

肥厚型心肌病的特点是心室壁呈不对称性肥厚，常侵及室间隔，心室内腔变小，左心室血液充盈受阻，左心室舒张期顺应性下降。

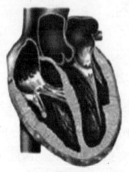 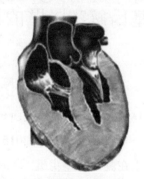

正常心脏　　　　　　　　　肥厚型心肌病心脏

那么心肌肥厚就是肥厚型心肌病吗？——非也。

运动员心脏（athlete's heart）

早在 1899 年，瑞典医生 Henschen 通过叩诊发现越野滑雪运动员心脏肥大，认为大心脏是赢得比赛胜利的保证，并把这种运动员特有的大心脏称为"运动员心脏"（athlete's heart）。此后，学者们通过 X 线影像技术、超声心动图及核磁共振图像分析证实运动员确有心脏肥大，同时伴有心功能改变，因而，也有人称之为运动员心脏综合征（athletic heart syndrome）。

在一项针对英国 442 名运动员的研究中发现，优秀男子运动员正常的生理上限左室壁厚度为 14mm，左室舒张末期内径为 65mm，优秀女子运动员分别为 11mm 和 60mm。日本 291 名参加 100km 超长马拉松的男子运动员被发现正常的生理上线左室壁厚度为 19mm，33 名选手左室舒张末期内径超过 70mm，最大为 75mm。中国的相关调查中发现，中国优秀男子运动员正常的生理上线左室壁厚度为 14mm，左室舒张末期内径为 65mm，优秀女子运动员分别为 11mm 和 62mm。而肥厚型心肌病室壁肥厚程度可分为轻度 13 ~ 15mm，中度 15 ~ 30mm，重度大于 30mm。4% ~ 47% 的肥厚性心肌病显示出非对称性室间隔肥厚，而 13% ~ 31% 肥厚性心肌病患者表现为对称性左室肥厚，因此运动诱导的左室生理性肥大和肥厚型心肌病会出现相互叠加，被称之为"灰色地带"，即室壁厚度为 13 ~ 15mm。

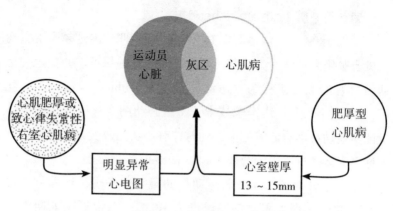

运动员心脏与肥厚型心肌病

在常规的检查手段（超声心动图、心电图等）下，运动员心脏和肥厚型心肌病之间并没有明显的界限，很难区分，这就为心脏肥大的运动员蒙上了阴影。如果属于心肌病，需要避免剧烈运动，运动员最好选择退役，否则可能付出生命的代价；反之，如果是单纯因为运动而造成的心脏肥大，则可以正常生活，如果被误诊为肥厚性心肌病，则可能会因此断送一些优秀运动员的运动生涯。

肥厚型心肌病的基因检测

幸运的是，随着科技的进步和对肥厚型心肌病病因学认识的加深，借助基因检测的手段使得该病的确诊率大大提高。在青少年和成年肥厚型心肌病病人中，有 60% 是由一种心肌肌节蛋白基因突变引起的，呈常染色体显性遗传方式。成人中 5%～10% 由其他基因缺陷造成，包括遗传性代谢和神经肌肉疾病，染色体异常和遗传综合征，还有一些未知因素。

目前已发现的肥厚型心肌病有 24 个亚型，涉及 23 个基因。

肥厚型心肌病基因

亚型	基因	亚型	基因
1	MYH7	13	MYH6
2	TNNT2	14	VCL
3	TPMI	15	MYOZ2
4	MYBPC3	16	JPH2
5	PRKAG2	17	PLN
6	TNNI3	18	CALR3
7	MYL3	19	NEXN
8	TTN	20	MYPN
9	MYL2	21	ACTN2
10	ACTCI	22	LDB3
11	CSRP3	23	TCAP
12	TNNCI	MYLK2, CAVE, etc	

其中 β - 肌球蛋白重链基因突变（MYH7）和肌球蛋白结合蛋白 C（MYBPC3）占病例的绝大多数；相对不常见的基因包括心肌肌钙蛋白 I 和 T（TNNI3，TNNT2），原肌球蛋白 α1 链（TPM1）和肌球蛋白轻链 3（MYL3）。从总体上讲，携带肌节蛋白突变的患者比没有携带该突变的患者发病更早，并且有更高的肥厚型心肌病和猝死家族史比率。

基因检测不仅有助于区分传统手段难以区分的临界表型，评估肥厚型心肌病的患病风险，并且可根据检出的基因突变和已有的研究判断相关基因携带者的预后状况。更重要的是可以通过一些有效的干预措施防止猝死的发生。这些手段包括：运动限制、抗心律失常药物、植入心律转复除颤器以及对无症状患者进行定期检测和观察。

量力而为、适度运动

南京体院运动健康科学系主任孙飚曾告诫运动爱好者：不管

是普通人还是运动员的训练，都要讲求一个"度"字，不要轻易超越上限。比如参加半程马拉松起码需要有半年的积累，参加全程马拉松起码需要一年以上训练，并不是说经过几天的突击训练就能参加这样的运动。很多在马拉松比赛中猝死、受伤的选手，就是没有经过系统、循序渐进的训练。同时，普通人健身，一定要根据身体状况选择运动量。如果最近身体疲劳，最好减少剧烈运动，一旦感觉胸闷、缺氧、头晕、背部放射性疼痛，应马上停止运动并到医院进行检查。心脏病患者游泳时要选择温差不是很大的游泳馆，千万别冬泳，突然进入凉水里易引起肢体血管和心脏血管痉挛，会导致心动过速，喘不过气来。运动时，要抱着娱乐的态度，不要和人比赛、竞争，逞一时之强。

运动杀手之修长身材中潜伏的"魔鬼"

明显比队友要高一头，打比赛时总戴一副酷酷的运动眼镜，总是表现得特别认真——一直关注浙江广厦队 CBA 比赛的球迷应该能把张佳迪的名字和这个身高 2.18 米的大男孩对上号。然而，在 2012 年 5 月 7 日，噩耗传来，张佳迪因为心脏病突发去世，年仅 24 岁，而夺去他年轻生命的，是马凡氏综合征。

马凡氏综合征

这是一种"天才病"，纵观历史，许多知名人士都患有该病。例如，天才小提琴家帕格尼尼、排球女将海曼，甚至在《三国志》中，对天生异相的蜀主刘备的描述"身长七尺五寸，垂手下膝，顾自见其耳"也挺符合马凡氏综合征的现代医学诊断标准。马凡患者通常拥有异于常人的体格，似乎是上天给予他们的礼物，令他们在各个领域发挥出色。又似乎是给他们开一个玩笑，使这份"礼物"总是被早早"收回"。

马凡氏综合征为常染色体显性遗传病，修长（通常较瘦）的身材、手脚是患者们最显著的特征。这一疾病的病因是原纤维蛋白基因（FNB1）的缺陷使得基质中硫酸软骨素形成不良或过度破坏、结缔组织中胶原纤维加速分解，主要影响结缔组织，表现在骨骼、关节、心血管、眼部及皮肤等部位。

该病症状非常广泛，每个患者的表现都不太一样，且许多人初时并没有什么明显的异常，随着年龄的增大才逐渐加重。因此，一些人在儿童、青少年时期并没有出现明显的临床症状，也就没有被诊断出疾病。而这类人由于身材的优势，却往往在运动员选拔时受到青睐（尤其在篮球排球等运动中），但是对马凡氏综合征患者来说，运动就像和死神来做游戏，是件非常危险的事情。因为脆弱的结缔组织影响了身体中最重要的器官——心血管。心血管症状是该病最主要的致病、致死原因。马凡氏综合征如果不经治疗会严重影响预期寿命值。

马凡氏综合征的基因检测

马凡氏综合征的在正常活产婴儿中的发病率为 1/3300 ~ 1/5000。是由位于 15 号染色体长臂（15q21）的 FBN-1 发生缺陷造成的。该基因由 65 个外显子组成。FBN-1 基因突变的类型和位置很重要，它与表型严重程度密切相关，根据这些信息可以帮助制定合理的治疗方案。

位于外显子 24 ~ 32 的突变称之为新生儿区突变，这一区域的致病突变往往会产生非常严重的表型，患者通常在 1 岁前死于心肺功能衰竭。

位于外显子 23 ~ 29 的突变所造成的异常表型通常不涉及眼部症状。

位于外显子 1 ~ 15 的突变所引起的症状主要以眼部表现为

主，而心脏较少受累。

在有马凡氏综合征表型的患者当中，有99%的患者携带致病性基因突变。其中25%为新生突变所致的散在病例，而这样的病例往往比其余75%的携带遗传性突变病例有更严重的表型。

临床诊断表明，基因检测可用于马凡氏综合征家庭成员筛查，并且可以提供产前筛查以及胚胎植入前遗传学诊断。通过采用一代测序及多重连接依赖探针扩增技术（multiplex ligation-dependent probe amplication，MLPA）相结合的检测手段是马凡综合征确诊的有力手段，极大地提高了该病的检出率，准确度约为99%。

马凡氏综合征就像上帝跟人类开的一个玩笑，而基因检测技术使我们拥有了早期解密真相的能力，并且随着科技进步，目前马凡氏综合征手术成功率已在90%以上。希望对于这个少有的，可以有效治疗的罕见疾病，随着人们认识的提高和科学发展，不再有如张佳迪、海曼般的悲剧发生。

东南亚男子的花衣服与 Brugada 综合征

去过东南亚朋友可能会注意到一个奇怪的现象，那里的男人喜欢穿着鲜艳的花衣服。是地方审美不同还是当地男人有特殊癖好？其实这主要源于当地的一个传说：多年以前，在东南亚的一些乡村，青年男子常常在夜间突然猝死，当地人认为他们是被"女鬼"勾去了性命，因此在夜间睡觉时，家人会给青年男子穿上女子的衣裳以保平安。

真相是当然没有什么"女鬼"夺命，夺去这些男性生命的是一种叫 Brugada 综合征的疾病，由于此病多在夜间发作，又将其称之为东南亚夜间猝死综合征。该病是东南亚年龄小于 50 岁的人群中，仅次于交通事故的第二位死亡原因，男女比例约为 8：
1。其实，Brugada 不是东南亚人群的专利，我国也有不少该病例
报道。据报道，国内 Brugada 病例主要分布于我国沿海与经济较
发达区，患者中有家族史的人数较少。

Brugada 综合征

Brugada 综合征（Brugada syndrome，BrS）是一种常染色
体显性伴不完全外显遗传病（即不是所有致病基因携带者都会发
病），全球发病率约十万分之五，亚洲人发病率较高。病人好发
快速多形性的窦性心动过速或室颤导致的猝死，但无心脏结构异
常，因此隐匿性非常大，所以在古代才会误认为是被女鬼索命。
该病可能会在任何年龄发病，不过以 41 ± 15 岁居多。和前面提
到的运动导致的猝死不同，这个疾病发病时间通常在休息期间或
睡觉的时候。此外，酒精、可卡因、发热、过度饮酒甚至吃大
餐，均可以成为触发 Brugada 综合征的诱因。

Brugada 综合征亚型相关致病机理和基因的研究

1992 年西班牙学者 Brugada P 和 Brugada J 两兄弟首先提出
而引起临床注意，在特发性室速或猝死中，部分患者心电图可表
现为右束支传导阻滞和 V1–V3 导联 ST 段抬高，但其临床检查均
未发现有器质性心脏病。Brugada 兄弟认为这是一种新的特殊类
型特发性室速，它不但是中青年患者猝死的主要原因之一，而且
是许多过去认为原因不明的特发性室速或室颤的又一重要病因。

该病由于发病隐匿，因此在分子生物学还没有大发展的时
代其发病机理一直没有被大家了解。直到 1998 年，研究者首次
将编码心肌钠离子通道蛋白的 α 亚单位的 SCN5A 基因突变与
Brugada 综合征联系起来，但 SCN5A 基因突变在 Brugada 综合征
病人基因中仅占 20% ~ 30%，说明 Brugada 综合征有更多的基因

突变与其发病有关。最新研究结果发现，编码心肌钙离子通道不同亚单位的 CACNA1C、CACNB2 以及 CACNA2D1 基因、编码心肌钠离子通道不同亚单位的 SCN1B、SCN3B 基因、与钠离子通道有交互作用的 GPD1L 基因、编码电压门控的钾离子通道蛋白的 KCNE3 基因以及编码核苷酸的循环钾离子通道蛋白的 HCN4 等基因与之存在关联。

Brugada 综合征的治疗与日常防护

Brugada 综合征的治疗目的在于防止室颤的发生，降低这部分患者的猝死率。临床研究表明对这种疾病的治疗，目前尚缺乏这种理想的有效药物。目前唯一有效的治疗办法只有安置植入型心脏除颤仪（ICD）。心脏除颤仪能及时消除出现的室速、室颤，防止猝死发生。

而在日常生活中，Brugada 综合征患者均要注意生活方式的调整，避免使用某些诱发药物（具体可参加网址 http://www.brugadadrugs.org），避免过量饮酒或者吃大餐，一旦发烧要及时使用退烧药和进行快速的退烧处理。

我们可以看到，随着科学的进步，越来越多的灵异事件的真相得以还原。人们能够用更科学的办法来守护自己的健康，而不是在面对自然威胁的情况下，仅能用类似花衣服之类的东西寻求心理安慰。

"过劳死"真的是过劳吗——年轻人猝死的真实原因

我们时常会在各种媒体上看到年轻白领、在校博士劳累猝死的新闻。还曾经有这样一则新闻"中国每年有 60 万人因'过劳'而死，超过日本成为'过劳死'第一大国。"引起青年网友强烈共鸣，纷纷慨叹"压力山大"。那么"过劳死"是不是真的是由于工作过度劳累而造成的呢？

事实上，"过劳死"这个概念在医学上并不成立。"60万"的数据来源于国家"十五"科技攻关项目的一个课题，说的其实是中国每年心脏性猝死的人数估计。该调查首次得出中国心脏性猝死（SCD）发生率为 41.84 例 /10 万人。若以 13 亿人口为基数推算，我国心脏性猝死总人数高达 54.4 万例 / 年，位居全球各国之首。由此提示，中国心脏性猝死防治工作任务艰巨。

"猝死"病因大揭秘

猝死、心源性猝死又是怎么一回事呢？

猝死是威胁人类的最严重的疾病。不同的文献关于猝死的定义不尽相同。其中世界卫生组织（WHO）的猝死定义是："平素身体健康或貌似健康的患者，在出乎意料的短时间内，因自然疾病而突然死亡即为猝死。"

从发病到死亡多长时间才能认定为猝死呢？具体的量化时间目前尚无公认的统一标准，分别有人认为其从发病至死亡的时间在 1 小时、6 小时、12 小时和 24 小时之内，有人认为也包括 48 小时之内的死亡者。世界卫生组织认为的时间是 6 小时之内，但这仅是一家之言。目前公认的是发病 1 小时内死亡者多为心源性猝死。

从不同的角度可对猝死进行不同的分类，如临床上猝死可分为两大类，即心源性猝死和非心源性猝死。

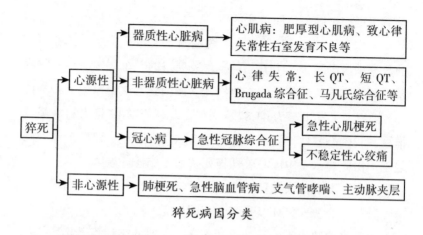

猝死病因分类

（1）心源性猝死。

心源性猝死也称为心脏性猝死，它指由于心脏原因导致的患者突然死亡。目前多数人接受的有关心脏性猝死的概念是："由于心脏原因所致的非预见性的自然死亡，患者即往可以患有心脏病或无心脏病史，从发病到死亡的时间一般在瞬间至1小时之内。"心脏性猝死在所有猝死患者中占绝大多数，长达26年的Framingham Study大规模的研究显示，在全部猝死患者中，心脏性猝死占75%。其中最常见的病因是冠心病猝死，见于急性冠脉综合征，包括急性心肌梗死和不稳定心绞痛。美国心脏协会研究指出："25%左右的冠心病患者以心脏性猝死为首发临床表现。"

导致心源性猝死的其他心脏疾病有两类，一类是器质性心脏病，如心肌炎、肺心病、风心病、高血压性心脏病等。另一类是非器质性心脏病，即心肌离子通道缺陷性疾病造成的猝死。如Brugada综合征、QT间期相关综合征（QT间期延长及缩短等）、致心律失常性右室发育不良综合征、马凡氏综合征、儿茶酚胺敏感性多形性室速（CPVT），还有某些心肌病等。这类患者大都属于基因缺陷造成的离子通道功能异常，多与家族及遗传有关。这类患者的心脏没有直观的形态和结构异常，故不属于器质性心脏病，只有用分子生物学的手段方能查出问题所在。多数患者在30岁前后就因心源性猝死而结束了生命。因为心脏搏动是由血清离子（K+离子、Na+离子、Ca+离子等）进出心肌细胞膜内外造成的，故一旦发生离子通道功能异常，离子无法正常出入心肌细胞，就可能促发恶性心律失常甚至心搏骤停，进而导致猝死。

（2）非心源性猝死。

也称非心脏性猝死，指患者因心脏以外原因的疾病导致的突然死亡，约占全部猝死的25%。临床常见的主要疾病包括呼吸系统疾病如肺梗死、支气管哮喘，神经内科疾病的急性脑血管病（如脑出血），消化系统疾病如急性出血坏死性胰腺炎等。此外还有主动脉夹层、严重的电解质紊乱（如内源性高血钾）等。

基因检测助力，探求年轻人猝死的真实原因

当处于花样年华的年轻人发生心源性猝死，是一件最令人惋惜的事情，它仿佛深埋于地下的地雷，忽然而来，令人猝不及防。而对于一个家庭来说，这种事件往往会给家人带来非常大的打击，带来无尽的痛苦。和多由冠心病引起的老年人心源性猝死不同，原因不明的心源性猝死很可能是由潜在的遗传性因素导致。此类疾病隐匿性极强，患者平时并无明显症状，常规体检也多无异常。但在一些外在诱因（如压力等）作用下即可发病，一旦发病极为凶险。有些疾病往往以昏厥或猝死为首发症状。

2016年一项发表于新英格兰医学杂志中的前瞻性研究中发现，许多病因不明的猝死（尸检中心脏结构无异常）实际上与基因的致病性突变有关。

该研究主要是针对儿童和年轻人。研究收集了 2010 ~ 2012 年澳大利亚和新西兰 1 ~ 35 岁 490 例心脏性猝死人群的临床、人口统计学及尸检信息。根据其研究数据，心脏性猝死年发生率为 1.3/10 万，其中男性发病率高于女性（1.8/10 万 vs. 0.7 /10 万，P<0.001）。31 ~ 35 岁人群中，心脏性猝死的年发生率最高（3.2/10 万）；16 ~ 20 岁人群中，病因不明的心脏性猝死的年发生率最高（0.8/10 万）。猝死发生的时间以睡眠和休息当中居多，分别占 38% 和 27%。

猝死的病因依次为不明确，占 40%、冠状动脉疾病，占 24%、遗传性心肌病，占 16%、心肌炎，7% 以及主动脉夹层，占 4%。

文章对 113 例尸检是心脏结构无明显异常（病因未明）的病例进行了基因检测，发现其中 31 例（27%）存在有临床意义的心脏基因突变。

事实上，在有过猝死病例的家族中积极开展包括基因检测在内的相关筛查很有价值。它能够帮助这些家族成员发现潜在的危险因素，协助他们制定相关的防范措，并且有助于对他们进行生育选择的指导，为整个家族避免此类疾病的再发都具有重要意义。基因筛查或将成为日后法医鉴定和临床检测儿童和年轻人心源性猝死的重要依据之一。

4.3 癌症是基因病吗

在现实生活中，我们经常可以看见身边突然有人得了晚期癌症不治而亡，或癌症发现较晚不能治愈。这不仅给癌症病人带来了心灵、肉体上的痛苦和经济负担，还会使尚未患癌的健康人对癌症产生恐惧心理。因此，如何防癌一直是养生节目的热门话题，抗癌保健品也一直是各类保健品中最热销的产品，而诸如"微波炉致癌""洗发水致癌""使用手机致癌""转基因食物致癌"等一系列的谣言往往最容易挑动大众敏感的神经。

那么，癌症究其根源到底是和什么有关呢？它究竟是如何发生的？事实上，如果我们真正认识了癌症的本质，真正弄明白这些问题，也就不会听信于四起的谣言了。

古老王国的衰败与癌症的发生

我们的人体是由 40 到 60 万亿个细胞组成的有机整体，如同一个国家的国民，和谐的生活在人体这一幸福的大家园中。而我们的免疫系统就是这个国家的警察局，警察局工作平时井然有序。免疫防御、免疫自稳、免疫监视就是三个有效的部门，各负其责，各司其职。其中免疫监视部门是我们人体王国的最基本和最重要的职能部门，能够识别、杀灭并及时清除体内发生突变的癌细胞，防止肿瘤发生。

然而，人体中每分钟就会有 1 亿个细胞更替，在更替中，偶尔会生出一些"坏孩子"。一开始，会有警察（人体免疫细胞）

对付零散的"坏孩子",将其及时剿灭,因此掀不起什么风浪。这种现象叫做"免疫平衡"。所以说,每个人身体里都会有癌细胞,但是不用怕,只要维持"免疫平衡",人体癌症发病率并没有预想那样高。

但是太平日子过久了,大家逐渐放松了警惕,各种新式思潮此起彼伏。有些不安分的"坏孩子"开始蠢蠢欲动,准备干票大的。他们趁着人体警察(免疫细胞)放松警惕的时候,暗自潜伏,偷偷地发展壮大,甚至采用麻痹的手段令免疫细胞不作为。直到有一天,人体"免疫平衡"被打破,免疫细胞再也奈何不了他们了,他们最后发展成了"黑团伙"——癌!癌细胞从一个细胞繁殖生长到1厘米左右时大约有10亿个细胞,约需10~30年。此时的他们已经没有人能控制,开始肆意扩张。

大家不要以为这个"黑团伙"会安于现状。此时癌组织的壮大才仅仅是开始,帮派里有些志向高远的"坏孩子"也想自立为王,他们渐渐脱离了原来的组织,通过淋巴管和血管开始流窜,直到它们找到了一个新器官。在那里,又是一番"开天辟地",成就一番"事业",最终创建了一个个新的帮派分舵,实现了癌的转移。

癌发生的始作俑者——基因变异

接着上面的故事,一个人由良民变成"坏孩子",源于其内心的贪欲不断膨胀;那么,一个正常的细胞怎么会癌变呢?

正常细胞的癌变源自基因的有害变异的积累。

正如在道德感和法律的双重规范下,我们会对自己的行为有所控制而不会为所欲为一样,一个正常的人体细胞在正常情况下,由于受到原癌基因和抑癌基因正负两方面的调控,也不会无限制地生长。

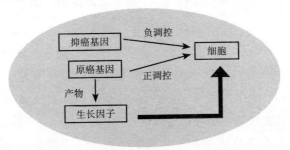

原癌基因与抑癌基因

其中，原癌基因的表达产物对细胞生长起正向的促进作用，但在正常情况下它本身有自我调节机制，不会无限制地表达，来引起细胞无限增殖。正如人类的贪欲在道德感的束缚下一般不会无限制的膨胀。然而，我们的基因可能随机发生各种变异，并且在一些诱变因素——致癌物（如放射性辐射、有毒物质的刺激、病毒感染等）的作用下这些基因变异的几率会大大增加，与此同时有害变异的几率也会增加，如果某个基因变异恰巧发生在癌基因的关键部位，使这些基因发生了激活突变，其失去了自我约束的能力，如同踩了汽车的油门，驱动了肿瘤的增殖，便会刺激细胞无限制增殖发生细胞的癌变。

而抑癌基因的表达产物和癌基因正好相反，它们负责调控肿瘤细胞的增殖，如同汽车的刹车一样。同样，基因变异也会发生在抑癌基因身上，需要注意的是抑癌基因的突变是随机的，基因的任何位置、不管发生任何形式的突变，只要这个突变导致该基因失去功能，或者功能降低，都可能影响到肿瘤的发生。如同失效的法律不再有约束力一样，当细胞的生长不再受抑癌基因束缚，就可能疯狂增殖发生癌变。

著名抑癌基因 TP₅₃ 与不得癌症的大象

什么样的动物更容易得癌症？如果不考虑其他方面的因素，"个头大"和"寿命长"会是两个看起来很合理的答案。个头大意味着组成身体的细胞数量更多，寿命长意味着需要更多的新生细胞来更新换代，而随着细胞分裂次数的增加，出错导致失控的可能性也会增大。

但是奇怪的是，在自然界中个头很大、寿命也相当长的大象，癌症发生率却远远低于预期，即便和人类相比，大象们患癌症的频率也要低得多。这是什么原因呢？难道是因为大象饮食健康、爱运动吗？

一项发表于《美国医学会期刊》的研究解开了这个谜题：大象之所以不容易得癌症，是因为人家基因好！

研究者们对亚洲象和非洲象的基因进行了分析，结果发现，问题的关键可能在于一种名为 TP53 的基因。TP53 是一种起到抑癌作用的基因，它所编码产生的 p53 蛋白质可以监控细胞基因的完整性。如果发现 DNA 受损，它可以促进 DNA 的修复。而在异常无法修复时，p53 蛋白还可以启动凋亡过程，诱导异常细胞"自杀"以避免癌变。而如果 TP53 基因发生突变，则会影响抑癌功能，增加癌症风险。

在人类的基因组中，TP53 的基因只有一份（2个等位基因）。而在非洲象体内，TP53 基因的拷贝数至少有 20 份（40个等位基因）。而且检测发现，这些额外的基因拷贝同样具有活性。此外，研究者们还发现，来自大象的淋巴细胞在出现 DNA 损伤时，通过 p53 蛋白启动细胞凋亡的效率比人类细胞更高。这种较强的清除异常细胞的能力，所以这可能就是大象患癌比例较低的原因。

综上所述，基因的变异促使癌细胞形成，而免疫系统的防范失败，导致了癌症的发生。癌症从本质上讲，是基因有害变异积累到一定程度而发生的内源性病变。

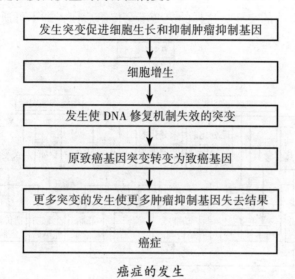

癌症的发生

如果分别从人体正常细胞和癌变细胞中取染色体进行核型分析，就可以清晰地看到，与规则的人体正常 23 对染色体不同，癌细胞中的染色体一片混乱。

癌症也会遗传吗

既然癌症是基因的疾病，与基因组变异有关。那么，癌症是不是会遗传呢？

答案是不一定——要看变异发生的位置。事实上，根据基因变异发生位置的不同，可以将基因变异分为两种：

（1）种系突变（germ line mutation）。

通俗地讲就是基因变异的精子或卵子细胞中的生殖细胞突

变，这种突变可以传递给后代，即可遗传。

（2）**体细胞突变**（somatic mutation）。

体细胞突变是发生在正常机体细胞中的突变，比如发生在皮肤或器官中的突变。这样的突变不会传给后代，即不可遗传。

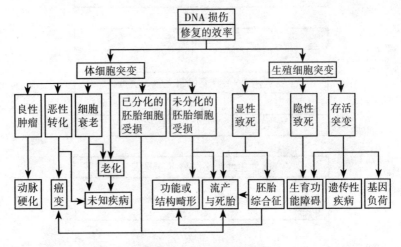

种系突变与体细胞突变

大多数癌症，大约 60% 的是偶发性的。导致这些癌症的基因变异不是从父母那里传来的，而是患者身体里面发生的。比如因为日晒而引起的皮肤癌；因为 HPV 感染造成的宫颈癌；吸烟导致的肺癌等，还有许多其他的偶然因素导致的基因变异。

另一类癌症叫做家族性癌症，就是一个家族有好几位癌症患者。这种情况看起来像是遗传性的，但实际上并不一定。一种可能是家族成员共同的不良生活习惯或居住环境引起的患癌风险升高。例如，一家人有好几位吸烟，家里到处是二手烟，或者饮食不健康、一家人不锻炼等，这些家族成员得癌的危险肯定比其他人高；还有一种可能性是，家族成员中携带某些基因变异，虽然这些变异单独来讲引发癌症的可能性较弱，但是聚集在一起，加上不良的外界因素，使得这些相关的基因变异发挥了作用，引起癌症风险增高。例如，某人先天酒精代谢能力较弱，一喝酒就脸红，可他家人偏偏爱喝酒，那么他们家患癌的风险可能会较大。通常来讲，如果家族有好几位患癌症的话，其他成员患癌症的可能性会稍稍高一些。

不过，有一类遗传性的关系最大的癌症，称为"遗传性肿瘤"，占癌症人数的 5%～10%。在遗传性肿瘤易感基因携带者当中，致癌基因变异从父母传给子女，存在于每个细胞当中，使他们先天就比其他人更容易罹患癌症。不过，这也并不是说携带遗传性肿瘤的基因变异一定会得癌症，还取决于几个因素：

首先要考虑的因素就是遗传方式。和之前的罕见性遗传病一样，携带遗传性肿瘤基因变异的发病情况也遵循相应的遗传规律。每个人大部分基因都有两个拷贝，一个源自父亲，一个源自母亲。这样就有两种情况，染色体显性遗传和隐性遗传。显性遗传时，只有一个拷贝就足以增加癌症的风险；如果是隐性遗传，只有当父母都有这样的基因时才能影响子女。

如果父母都是携带者的话，生出受影响的孩子的概率是 25%，生出完全不受影响的孩子的概率也是 25%，生出携带者的概率是 50%，所以受影响是小概率。

还有一种情况是 X 连锁隐性遗传，男子只有一个 X 染色体拷贝，是得自母亲的。女子有两个 X 染色体拷贝，如果其中一个是致癌变异基因的话，并不能增加本人患癌的可能性。如果这个有致癌变异基因的 X 染色体遗传给儿子的话，这个儿子患癌的可能性就会增高。这种情况同样只有 25% 的概率，女孩像母亲一样成为携带者的概率也是 25%，子女成为正常人的概率是

50%。

此外，还有一个因素，是有些突变存在"外显不全显性"现象，即只有部分个体会表现这种突变。突变也有"表现度的不同"，即该综合征的严重程度因个体的不同而不同。

目前发现 50 多种遗传性癌症，其中大多是致癌性很强的显性遗传，最常见的有以下几种：

① BRCA1/BRCA2：BRCA1 在 17 染色体上，BRCA2 在 13 染色体上，都是抑制细胞生长的基因。出现变异后，会增加患乳腺癌和卵巢癌的风险，也会增加患前列腺癌、胰腺癌等癌症的风险。男性有 BRCA2 突变的话会增加患乳腺癌的风险。

② TP53：这就是所谓的李—佛美尼综合征，这种病很罕见，发病率在 1/5000 ~ 1/20000。相关癌症有骨肉瘤、软组织肉瘤、急性白血病、乳腺癌、脑瘤、肾上腺皮质癌等。患李—佛美尼综合征者一生患癌的概率为 90%，这些癌症的半数出现在 30 岁之前，而且有一定比例的李—佛美尼综合征会患多种癌症。TP53 基因检测阳性之后，可以通过对携带者进行详细而有针对性的体检，早期检查和诊断出癌症并进行治疗。

③ PTEN：考登综合征，或者叫多发性错构瘤综合征。错构瘤不是癌症，但患此病者患癌症的风险高，包括乳腺癌、甲状腺癌、子宫内膜癌等。

④ MSH2、MLH1、MSH6、PMS2、EPCAM：林奇综合征，或称遗传性非息肉状结直肠癌，50 岁之前患结直肠癌和其他一些肿瘤的风险高。

⑤ APC：家族性腺瘤性息肉病，患结直肠癌的风险高，也会增加患其他一些癌症的风险。

⑥ RB1：视网膜母细胞瘤，主要发生在 5 岁以下儿童，有遗

传性和偶发型。还会导致松果体瘤、骨肉瘤、黑色素瘤和软组织肉瘤。

⑦ MEN1：多发性内分泌腺瘤 I 型，导致胰腺内分泌肿瘤、甲状旁腺肿瘤和脑下垂体肿瘤。

⑧ REN：多发性内分泌腺瘤 II 型，导致甲状腺髓样肿瘤和嗜铬细胞瘤。

⑨ VHL：希佩尔—林道综合征，导致肾癌和嗜铬细胞瘤。

安吉丽娜·朱莉 (Angelina Jolie) 的医疗决定

2013 年 5 月 13 日，据国外媒体报道，好莱坞红星安吉丽娜·朱莉自曝已经接受预防性乳房切除术，以降低罹癌风险。朱莉在给《纽约时报》的文章中写道，自己之所以做手术，是因为她有基因缺陷，罹患乳癌和卵巢癌风险较高。

附：朱莉在《纽约时报》发表文章全文翻译：

我的医疗决定

我母亲和癌症抗争近十年，56 岁时逝世。她强撑着，一直撑到自己一对双胞胎外孙出世，撑到可以拥他们入怀。但是，我其他的孩子却再也不可能有机会见到外婆，再也不能知道外婆是怎样和蔼可亲。

我和孩子们经常说起"妈妈的妈妈"，每当这个时候，我发现我会试着向孩子们解释那种把外婆带走的疾病。他们则会问我，我会不会也会被相同的疾病带走。我总告诉他们别担心，可事实上，我自身携带了一种"错误"的基因——BRCA1，这种基因极度地提高了我罹患乳腺癌和卵巢癌的可能。

我的医生估算过，我有 87% 的几率罹患乳腺癌，50% 的几率罹患卵巢癌。但是，（携带这种基因）的妇女罹患癌症的风险有个体差异，并不相同。只有一部分乳腺癌是因为遗传性基因缺陷造成，平均下来，携带 BRCA1 的女性有 65% 的可能罹患乳腺癌。

一旦我知道身处的现境，我决定先发制人，把可能的风险降低至最小。我决定做一次预防性的双侧乳腺切除手术。因为我得乳腺癌的几率高于卵巢癌，而且手术更为复杂，所以第一步我从胸部开始。

4 月 27 日，我结束了为期三个月针对乳腺的外壳手术治疗。在这一时期，手术的事情对外秘而不宣，我同时也在继续着自己的工作。

但是，为了更多妇女可以从我的经历中获益，我现在要把这一切写出来。时至今日，"癌症"这个字眼依然让人心生恐惧。可是今天我们可以通过血液筛查，判定你是否有很高概率罹患乳腺癌和卵巢癌，然后我们可以采取措施。

我自己的这一医疗过程始于 2 月 2 日，以一个叫做 "Nipple Delay"手术开始。手术切除了乳头后面的乳腺导管，然后额外建立通往这里的血循环。这会引起一些疼痛和很多瘀青，但是能更大可能的保住乳头。

两周以后，做了一次大型手术。切除了乳腺组织，然后用临时填充物填补起来，手术持续了 8 个小时，等我醒来的时候，我发现胸上插满了导管和扩张器，这感觉就像自己身在科幻电影里一样，不过，手术后几天就可以恢复正常的生活了。

9 个星期以后，随着用假体填充，重塑胸部，最后一个手术完成了。最近这几年里，这种手术取得了许多进展，结果堪称惊艳。

我写这篇文章是想告诉其他女性，决定去做双侧乳腺切除手术并不容易。但这个决定却是我非常乐意去做的。因为我未来罹患乳腺癌的几率从先前的 87% 下降至 5%，我现在可以让孩子们别再担心乳腺癌会夺走妈妈。

让我宽慰的是，手术结束后，孩子们不会看到任何让他们不舒服的地方。他们会看见一道小疤痕，那就是全部了。除了它，一切都还是原来的那个妈妈，她和过去一模一样。他们知道我爱他们，我会为了尽可能久地陪伴在他们身边而去做任何事情。就个人而言，我不觉得自己失去了任何女人味，我感觉我所做的坚强选择在哪一方面都没有减少我女性的特质。

我非常幸运地拥有一个伴侣：布拉德·皮特。他是那么爱我，那么支持我。所以，所有有女友或者太太将要经历这一切的男人，你们要知道自己在这个过程里非常重要。布拉德一直待在我接受治疗的 Pink Lotus Breast Center 医院里，在手术过程的每一分钟里他都在。我们努力找到可以彼此调笑的片刻时光，我们知道这是为了我们自己的家庭所做的正确的事情，这一切会把我们拉的更近，最后事实也正是如此。

对于那些读到这篇文章的女性，我希望这篇文章能让你知道：你有选择。我想鼓励每一位女性，特别是那些有乳腺癌和卵巢癌家族遗传史的女性，你们应该去寻找相关的资讯和能帮助你们了解这种人生隐患的医学专家。在充分了解的前提下，做出你自己的决定。

　　我得知现在有许多全方位医疗流派的医生在为了手术替代治疗方法而努力工作，我自己的调养方法也会在 Pink Lotus Breast Center 医院的网站上定期刊载。我希望这些能够帮助到其他女性。

　　根据世界卫生组织统计，单是乳腺癌每年造成 45.8 万人死亡，这些人大多数分布在中低收入国家。无论贫富和背景，不管她们在那里，我们必须提高优先级以保证更多妇女能够得到基因检测和挽救生命的预防性治疗。针对 BRCA1 和 BRCA2 的基因测试费用在美国超过 3000 美金，这是无数女性现在获得这一检测的最大障碍。

　　我选择公开我的私事，是因为太多妇女根本不知道自己可能生活在癌症的阴影下，我希望她们也能和我一样得到基因检测的机会，如果她们有人也有罹患癌症的高风险，也能够知道自己拥有选择。

　　生命总是伴随着无数的挑战，唯有那些我们可以承担和掌控的挑战，才不会让我们心生恐惧。

——安吉丽娜·朱莉

科学防癌抗癌

　　通过前面的介绍，我们可以看出，整体来说，癌症的发生需要两个核心的条件，第一个是基因突变，第二个是免疫逃逸。也就是说，要积累到一定的基因突变，同时积累的变异细胞要躲避免疫系统的监管。这个过程需要一段时间，所以癌症的发病往往需要 20 ~ 30 年。这也是为什么人的寿命越长，越有可能得癌症。因此，世界上癌症发病率最高的国家，恰恰是我们认为环境优美，饮食健康的宜居发达国家：第一个是丹麦，然后是新西兰、加拿大等，其原因就是这些国家的人平均寿命较高。中国的癌症发病率在全世界范围内只排在第74位。

癌症发病率最高的国家排名

排名	国家	排名	国家
1	丹麦	11	加拿大
2	法国	12	新西兰
3	澳大利亚	13	捷克
4	比利时	14	瑞士
5	挪威	15	匈牙利
6	美国	16	冰岛
7	爱尔兰	17	德国
8	韩国	18	以色列
9	荷兰	19	卢森堡
10	斯洛维亚	20	意大利

对于防治癌症的普及方面，网络中充斥着太多的垃圾信息。有人片面地宣扬癌症就是一种不好的生活习惯所引起的疾病，只要生活习惯好了就不会得癌症；也有人不负责任地宣扬，癌症是现代人的疾病，进而完全否定现代文明对人类健康做出的贡献；甚至有人单凭自己主观臆想的某些观念，为牟取暴利，利用癌症患者无助的心理，用一些所谓偏方阻碍癌症患者的正常就医。实际上，随着科学技术的进步，目前治疗癌症的手段已经越来越多。通过早期预防和筛查，许多癌症可以得到有效的控制和治疗。而在治疗方面，在过去的50年里，癌症的存活率已经明显提升，从20世纪70年代的24%增长到现在的50%左右。

癌症科普"大咖"李治中先生曾在深度解读 2017 美国癌症报告的文章中总结了作为防癌抗癌世界领先的美国的经验，在相关方面给中国政府和群众带来启示：

美国近年来癌症发病率开始下降，尤其是男性。过去 10 年，男性患癌人数每年下降 2%。这主要得益于肺癌、结直肠癌和前列腺癌三大癌种的持续下降。女性中，肺癌和结直肠癌也在下降。更值得关注的是美国男女癌症

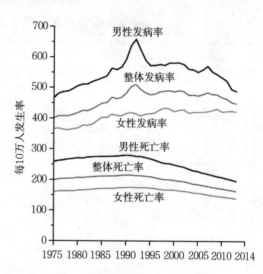

死亡率的持续显著下降！在过去 20 多年里，总体死亡率已经下降了 25%，超过 210 万人避免死于癌症。

而美国癌症防治的这些成就主要得益于 3 个因素：控制烟草，推广筛查和开发新型疗法。

控制烟草的惊人效果

虽然美国男性最多的是前列腺癌，女性最多是乳腺癌，但这俩生存率都很高。因此肺癌才是毫无疑问的癌症第一杀手，遥遥领先于第二名。美国每年由于癌症去世的人里，肺癌占了 1/4 以上！但美国已经看到希望。因为由于 20 世纪 60 年代开始的控烟运动，使得美国吸烟人数 40 年持续降低，并且实现了公共场合全面禁烟。这几十年的努力得到了显著回报。从 1990 年 ~ 2014 年，美国男性肺癌死亡率下降了 43%！

筛查普及带来的变化

结直肠癌是美国主要癌症之一，但过去十年中，这个癌症的发病率以每年 3% 的速度下降。这种进步主要得益于筛查，尤其是肠镜检查的普及。美国推荐 50 岁以上人群进行肠镜筛查，2000 年比例只有 21%，但 2015 年已经上升到 60%。

结直肠肿瘤从良性发展到恶性，通常需要 15 年以上，如果能在早期发现，手术切除后，治愈率非常高，在 90% 以上。肠镜等筛查手段能有效发现早期肿瘤，正是它的普及，让美国显著降低了恶性结直肠癌的发病率。中国 50 岁以上人群接受肠镜检查的比例仅有 15%，还有巨大的提升空间。

另外，高危人群的肺癌筛查也应该引起大家关注。美国研究发现，肺癌高危人群（曾经或者目前吸烟超过每年 30 包），如果每年进行低剂量螺旋 CT 筛查肺癌，能降低 20% 死亡率。但可惜，美国只有 3% 的高危人群定期接受筛查。在中国，这个数字更是接近于 0。

现代医学的进步，新型疗法的开发，使癌症不再成为绝症

在过去 30 年，由于现代医学的进步，美国癌症的 5 年生存率整体已经提高了 20%，50 ~ 64 岁患者提高得尤其多。从癌症种类来说，变化最明显的是白血病和淋巴癌。对比 2010 年和 1970 年，急淋白血病生存率从 41% 提高到 71%，慢粒白血病从 22% 提高到 66%，很多人能被治愈。适合使用靶向药物格列卫的白血病患者，平均寿命更是已经和正常人无异。

另外，在这份报告里，还意外地发现了一个好消息，那就是美国亚裔的患癌比例显著低于其他种族！不是低一些，是低非常多！

整体发病率，亚裔男性只有白人的 59.7%，女性只有白人的

65.8%。死亡率，亚裔男性只有白人的 60.1%，女性只有白人的 61%。

肺癌、结直肠癌、乳腺癌、前列腺癌、肾癌等主要癌种，亚裔统统低。好得有点让人不敢相信，但数据确实如此。

	美国所有民族	非拉丁裔白人	非拉丁裔黑人	亚裔	美洲印第安人/阿拉斯加人	拉丁裔
美国所有地区						
男性	512.1	519.3	577.3	310.2	426.7	398.1
女性	418.5	436	408.5	287.1	387.3	329.6
乳腺癌（女性）	123.3	128.3	125.1	89.3	98.1	91.7
结肠癌						
男性	46.9	46.1	58.3	37.8	51.4	42.8
女性	35.6	35.2	42.7	27.8	41.2	29.8
肾癌						
男性	21.7	21.9	24.4	10.8	29.9	20.7
女性	11.3	11.3	13	4.8	17.6	11.9
肝癌						
男性	11.8	9.7	16.9	20.4	18.5	19.4
女性	4	3.3	5	7.6	8.9	7.5
肺癌						
男性	75	77.7	90.8	46.6	71.3	42.2
女性	53.5	58.2	51	28.3	56.2	25.6
前列腺癌	123.2	114.8	198.4	63.5	85.1	104.9
胃癌						
男性	9.2	7.8	14.7	14.4	11.2	13.1
女性	4.6	3.5	7.9	8.4	6.5	7.8
宫颈癌	7.6	7	9.8	6.1	9.7	9.9

这说明作为中国人，不管是基因还是生活习惯，我们在抗癌

上有显著的天然优势。希望我们自身能够善待这份优势。

那么具体到个人，防癌应该从何开始呢？很简单，就两点：

（1）远离不良嗜好，努力维持免疫系统平衡。具体包括加强锻炼，作息规律，饮食均衡，戒烟戒酒，避免接触有害致癌物质。

（2）定期体检，早发现，早治疗，把癌细胞扼杀在萌芽状态。

致癌物

世界卫生组织将致癌物种类分为四种，名称也很简单，就是1、2、3、4类致癌物。

致癌物分类	致癌物分类指示	种类
1类致癌物	明确可以致癌	116种
2类致癌物	动物致癌，但是对人体是否致癌还是需要进一步研究	357种
3类致癌物	不确定能不能致癌，但是有致癌可能性	499种
4类致癌物	没有明确证据不致癌	1种

日常生活中可能接触到的明确的致癌物（1类）

（1）酒及酒制品。

（2）烟草及制品（包括吸二手烟）。

（3）黄曲霉素（发霉的食物）：黄曲霉素是目前发现的最强致癌物质，一个体重70公斤的正常人，只需要摄入20毫克黄曲霉素就会死亡。黄曲霉素可以强效诱发多种癌症，包括肝癌、胃癌等。

（4）中国式咸鱼：中国式咸鱼在制作过程中腌制和曝晒会产生亚硝酸以及其他致癌物，而这也与广东人高鼻咽癌的发病率有关。

（5）幽门螺杆菌（感染）：幽门螺杆菌感染是胃癌发病的重要因素。建议家庭中如果有幽门螺杆菌感染的人，家属都应该去医院做幽门螺杆菌感染测定，积极治疗。

（6）马兜铃酸：避免食用含有该成分的药物和食物。

（7）HPV 感染，乙肝丙肝感染：乙肝疫苗可以极大降低乙肝感染率，因此大家可以去适时接种。

（8）华支睾吸虫（感染）：华支睾吸虫病的危害性主要是使患者的肝脏受损，而其多通过生吃或者吃不熟的淡水鱼虾而感染。

（9）槟榔果。

（10）煤的气化：需要广大的妈妈和掌勺的大厨注意的是，做饭勤通风。尤其是用煤炉的时候。还有，冬日用于取暖的炭盆也需要格外注意。

（11）雌激素、孕激素：世界卫生组织发布的 1 类致癌物中，包含女性更年期、绝经期使用雌激素和孕激素，当然避孕药中含有的雌激素和孕激素也包含在内。虽然列为致癌物，但是雌激素只会增加乳腺癌的些许发病概率，雌激素可以帮助女性减少心血管疾病的发生率，因此使用与否，建议根据自己的医生建议决定。

（12）电离辐射：需要注意的是：手机、WIFI、电脑、微波炉以及我们经常看到的高压变电箱都不是电离辐射。手机在 2011 年被列入"可能致癌物"使得很多人出现恐慌情绪，但是这是出于严谨的考虑，尚无证据证明手机可以致癌。

（13）铅产品：说到铅，很多人第一反应是铅笔。但是，铅笔里面的是石墨，并不是铅。而应该引起人们警惕的是爆米花和松花蛋，这两种食物里面是含铅的，因此应该少吃。

（14）甲醛、福尔马林：装修的新房间通风很重要，如果觉得不安心，可以买几盆吊篮，吊篮可以净化掉绝大部分的甲醛。而对于医务工作者来说，福尔马林带来的危害可能还要更大一些，因此需要格外注意。

（15）空气污染：对于很多人来说，已经习惯了雾霾。但是尽量还是使用口罩，有条件的可以买空气净化器。虽然大气污染致癌我们无法找到有效的对照组，但是空气中的颗粒物对于肺部的损伤是肯定存在的，而雾霾中含有的致癌物质也会使得癌症发病率大大增加。

2 类致癌物清单共列出 357 种，含 2A 类 71 种，2B 类 286 种。

2A 类致癌物是对人类致癌性证据有限，对实验动物致癌性证据充分的物质。

2B 类致癌物是对人类致癌性证据有限、对实验动物致癌性证据并不充分，或对人类致癌性证据不足、对实验动物致癌性证据充分的物质。

4.4 胖子的痛苦——基因与肥胖

肥胖是人类健康的大敌

无论男女，减肥总是永恒的健康话题。

因为肥胖不仅影响美观，更是人类健康的大敌。腰粗了、肚子大了，不但意味着体内脂肪的增加，更意味着各种疾病可能早早来袭。事实上，肥胖本身就是一种慢性病，同时也是众多慢性病的主要诱因，其带来的危害也是较大的。

（1）导致血脂异常

超重是导致心血管疾病的重要原因，因为超重者血液中的脂质含量往往都比较高，增高的脂质会损伤血管内皮，导致人体血脂异常并诱导冠心病、心肌梗死等心血管事件。

（2）增加患高血压的概率

体重超标与高血压密切相关。在 40 ~ 50 岁的体重超标者中，高血压的发生几率要比非超重者高 50%。这并不是空穴来风，高血压就像"蛰伏"在中老年超重者身体内的疾病因子，时刻威胁他们的健康。

（3）增加心脏负荷

正常人体的心脏就像一个水泵，不停地收缩和舒张，维持着血液的循环流动。如果超重，心脏就会相应地增加收缩的力量。体重越大，心脏的工作量就越大，负担随之增加。

（4）减弱心血管修复功能

体重超标者，其心血管的自然修复过程会受到阻碍。这是因为超重者内皮祖细胞中多种重要的支持血管再生功能受到了明显抑制。

某些人有着迷之自信，他们坚信自己是一个"健康的胖子"。到底有没有健康的胖子呢？针对一问题，英国伦敦大学学院流行病学与公共卫生系的研究人员曾经做过一个研究，他们追踪随访了 181 名胖子，其中 66 人是"健康的胖子"。

10年后，41%"健康的胖子"出现了健康问题，20年后，这一数字变成了51%。20年中，还有11%"健康的胖子"变成了"健康的瘦子"，也就是说，只有38%的人在20年间保持健康且肥胖。所以，结论就是：大多数肥胖者最终都会产生各种健康问题，想做个"健康的胖子"没那么容易。即使成功保持健康且肥胖，这些人的患病风险也明显高于体重正常的人。

成也萧何败也萧何——祖先留给我们的"节约基因"

啃个苹果都长胖！喝点清水都长肉！这是很多胖子的痛苦。

而在历史上，人类的生存频遭如饥荒、战争、传染病等威胁而寿命明显缩短时，肥胖并未显示出任何对人类生存的不利之处。只是到了人类进化的近期，因生存的环境得到极大改善而生命时间不断延长时，肥胖才显出它对人类在成年的后期出现的疾病如冠心病，高血压和糖尿病的不利影响。肥胖、高血压、糖尿病和冠心病这些严重困扰现代人类的"非传染性疾病"在某种意义上可被称为"文明病"，即遗传稳态受损。

20世纪60年代，美国遗传学家尼尔教授提出了一种"节俭基因"假说。根据该假说，上述"非传染性疾病"的广泛出现是漫长的自然选择所导致的"近乎完美的基因组"与相比之下极为短暂的环境（现代工业文明）改变之间冲突的结果。

那么什么是"节约基因"呢？

尼尔教授认为，人类祖先曾长期生活在食物匮乏中，生产力低下与人口过度繁殖导致饥荒频发。因此，那些具有"节俭"适应性的能力、可以最大限度地将食物转化为脂肪储存在体内的人，才更容易生存下来。而这些具有"节俭基因"的人，原本是自然进化的胜出者，却在稳定富足的现代社会，因更易囤积脂肪而患上糖尿病。通俗地讲，就是因为我们的身体在几百年前饿怕了，一看到什么好吃的就会忍不住去吃。但是随着后工业化、现代化时代来临，物质奇迹般涌现，人们开始忙于享受各色美食：每天吃的糖、碳水化合物、蛋白质、脂肪获得的能量比以前多几倍到十几倍。但是基因的进化并没有赶上现代化的脚步，这些"节约基因"照常工作，把消耗不掉的热量变成脂肪储藏起来，以备不时之需。如果脂肪仅仅储藏在肚皮下变成大肚腩还不要命，偏偏某些脂肪（胆固醇）会在血管里堆积，造成血管堵塞，对生命健康构成威胁——"节约基因"不仅让你变得肥胖，而且糖尿病、高血压也随之而来。

随着近20年来我国人民生活水平的极大改善，肥胖人群亦有大量增加的趋势，同时糖尿病的发病率也从20年前的不足1%发展到近年来的3.2%。

与肥胖相关的基因

目前已知约有200 ~ 300个基因被确定为体重增加的危险因素。这些基因中，大多数都会增加我们去多吃一些高能量食物的欲望，而另一些则会导致低或不平衡的新陈代谢。目前与肥胖相关的基因主要有以下几类：

（1）与能量摄入调控相关的基因

一些基因，例如FTO和MC4R等，会使人有低的饱腹感，而低的饱腹感会使人倾向于吃得过饱。

其中，非常著名的"贪吃基因"FTO是一种与肥胖相关的等位基因，也称肥胖基因。这种基因是在2007年由英国牛津大学马克·麦卡锡等研究人员首先鉴别出来。它定位于 16 号染色体上，呈双旋结构，两个副本分别来自父体与母体。FTO 被科学家们称为与肥胖相关联的最普遍的基因。德美专家通过研究发现，FTO 基因对人体肥胖影响主要归因于它影响 IRX3 和 IRX5 基因的表达。FTO 基因在某个变异区段可远程激活 IRX3 和 IRX5 基因的表达，使前体脂肪细胞分化为脂肪细胞，失去燃烧脂肪产生热量的能力，从而使人体能量失衡，引发身体超重。

携带 FTO 基因的某些多态性人群有着强烈的饮食欲望，正常的"一日三餐"无法消除携带者的饥饿感，从而导致他们不停进食。因为缺乏对饮食的控制，高热量、高脂肪的食物对他们来说诱惑力极大，在饥饿时候，他们更趋向吃这一类食物。另外，FTO 还抑制了人们的新陈代谢，体内脂肪难以被燃烧产生热量，多余脂肪囤积在体内，让人肥胖。

FTO 基因对人肥胖的影响是很多科学家研究的方向，目前科学家对 FTO 基因的作用原理大概摸清，但是目前尚未能据此发明一种药物控制 FTO 基因作用导致的肥胖。

FTO 基因的"魔咒"

德国科学家发现，FTO 基因会抑制新陈代谢，降低能量消耗效率，导致肥胖。

影响内分泌

英国科学家在研究中，首次发现 FTO 基因等"肥胖基因"影响人的胖瘦。

研究人员说，瘦素是一种由脂肪组织分泌的激素，能控制食欲，平衡体内摄入和释放的能量。体内 FTO 基因作用受到抑制的老鼠，血液中瘦素的浓度偏低。

这些较瘦的老鼠体内的脂联素水平则有所升高。脂联素是一种能影响新陈代谢过程的激素，脂联素水平低会导致肥胖。此外，实验鼠肾上腺素水平也较高。

抑制 FTO

德国杜塞尔多夫大学科学家乌尔里希·吕特尔等人选取一些实验鼠，抑制它们体内 FTO 基因的作用。他们把这些老鼠与 FTO 基因正常的老鼠进行对比，结果发现，它们吃得很多，不爱活动，却比其他老鼠瘦。

研究报告发表在英国《自然》杂志上。科学家在报告中说，这些 FTO 基因受到抑制的老鼠出生后生长较慢，脂肪组织和瘦肉组织较少。出生 6 周之内，这些老鼠体重比其他同类轻 30% 至 40%。

参与此次研究的美国纽约大学医学院助理教授斯图尔特·韦斯说："这些（FTO 基因受抑制的）老鼠吃得较多，不需运动就能消耗大量卡路里。"

研究人员认为，FTO 基因能抑制新陈代谢，使人行动迟缓，抑制能量转化成热量释放出来。因此，这些 FTO 基因受到抑制的老鼠消耗能量较快。

尚存疑问

英国剑桥大学研究新陈代谢的专家斯蒂芬·奥拉伊利说："FTO 基因的改变与肥胖密切相关。但改变 FTO 基因或相关基因的活动可否治疗肥胖仍然未知。"

他说："这次研究仍然留有疑问。最近一些研究表明，改变人体内的 FTO 基因会影响食欲和饮食，但不一定能提高能量消耗效率。"

奥拉伊利认为，这个发现有望促进研制调节 FTO 基因的药物。抑制 FTO 基因对人体的影响可能不仅仅局限于饮食和能量消耗，但研究人员目前尚不清楚抑制 FTO 基因可能造成的全部后果。

韦斯说，改变生活方式还是减肥的最佳方法，"这经过时间检验和证明，人们却并不喜欢。他们不喜欢长期控制饮食、坚持锻炼"。由于美国人的肥胖率持续升高，有必要采取一定医疗措施。

（2）影响基础代谢率的基因

基础代谢率低，使身体在维持正常基本功能（如呼吸，温度和心跳）的时候比正常人消耗更少的能量。当能量摄入大于能量消耗时，就会导致低基础代谢率的人体重增加。

这类基因比较著名的有肾上腺素受体基因 ADRB 和解偶联蛋白基因 UPC1。其中，肾上腺素能受体位于脂肪组织，主要功能为对脂肪分解和产热率的调节。肾上腺素能受体活性降低会导致肥胖，其主要原因是由于脂肪组织产热减少。β-3 肾上腺素能受体活性主要对内脏而不是皮下脂肪组织进行调节，对于人类来说，内脏脂肪堆积将增加心血管和内分泌疾病的危险性。解偶联蛋白 1 属于线粒体转运蛋白家族，可使穿过线粒体内膜的质子转运与电子转运和从合成的过程解偶联，以产热的形式释放能量。该基因多态性可影响基础代谢率，从而改变人的肥胖易感性。

（3）影响脂肪细胞储存脂肪及代谢的基因

脂肪细胞分化和"脂肪燃烧"代谢功能差都会导致体重增加。

例如，PPARγ基因，其主要功能为对机体尤其是脂肪组织中代谢、脂肪因子表达和分泌、炎性反应等方面的调控作用。可调控脂肪细胞的分化和胰岛素敏感性，维持血脂和葡萄糖稳态。PPARγ某些多态型可以导致脂肪细胞分化数量增多，容易吸收油脂导致肥胖。GNB3基因多态型导致热量代谢缓慢，使细胞囤积脂肪导致肥胖，此外该基因的这种多态型还可能会对产妇体重滞留产生影响。

管住嘴，迈开腿，摆脱肥胖困扰

虽然肥胖确实和遗传有关，但是绝大多数普通的肥胖并没那么可怕，随着我们逐渐适应现代这种快节奏生活，节俭基因也会慢慢退化，随着一代代人的遗传，后代会慢慢脱离这种苦恼。英国伊丽莎白皇族，由于他们很早就懂得科学生活，营养膳食合理摄入，经常郊游狩猎，举行舞会，经过几代人，他们的后代很少有肥胖的人。

最有效的减肥方法，事实上无外乎就是"管住嘴，迈开腿"，减少高热量食物的摄入：食物多样，多吃谷类，多吃蔬菜水果，多吃奶类、豆类及其制品；吃适量的鱼、禽、蛋、瘦肉，少吃肥肉和荤油；吃清淡少盐的食物；饮酒应限量。要有意识地运动：比如晚饭后户外行走半小时；每周登一次山亲近大自然，这是很好的有氧运动；坚持做瑜伽；每周游泳两次；打打球等。

可以预见，只要懂得科学生活，改变不良生活习惯，并且持之以恒，我们不仅会拥有健康的体态，还会有良好的精神面貌。

肥胖症

除了上述讲的普通的肥胖，某些重度的肥胖往往是病理性质的。而研究这种肥胖症及相关疾病的遗传因素，对于寻找相关治疗方法是非常有价值的。因为，如果清楚什么样的突变会导致肥胖，科学家们就可以制造出针对性的更有效的药物。

拯救胖子行动的科学研究

目前科学界已经达成共识，肥胖并不总是暴饮暴食或不运动的问题，肥胖症是一种受到遗传因素和环境因素共同影响的疾病。科学家已经证明，瘦素—黑皮质素信号途径在控制能量稳态、食欲和体重方面发挥着关键作用。然而，涉及这条信号通路的一些基因功能丧失性突变，只能解释不到 5% 的肥胖病例。2015 年，英国帝国理工学院的研究人员在巴基斯坦近亲族群中发现，一些肥胖相关基因突变（LEP、LEPR 和 MC4R）可解释约 30% 的严重肥胖病例。但目前为止，科学家们并没有找到大部分肥胖病例的遗传病因。

导致肥胖的隐性基因突变

2018 年 1 月 8 号，发表在 *Nature Genetics* 上，题为 *Loss-of-function mutations in ADCY3 cause monogenic severe obesity*" 的文章。这篇文章发现：在研究人群中，有超过 30% 的肥胖和 ADCY3 基因的隐性突变有关。

这项新的研究由英国帝国理工学院牵头，研究的对象为巴基斯坦地区的儿童，该地区近亲结婚的比例很高。而血缘关系密切的父母更可能携带相同的基因突变，所以孩子很可能从父母双方得到隐形的突变基因，从而表达出肥胖的特质。

通过基因组测序技术，研究人员发现了和肥胖有关的特定基因的突变：腺苷酸环化酶 3 (ADCY3)。ADCY3 基因在以往被认为是下丘脑调节机制中的一部分，可以帮助调节多种激素，而这些激素则可以帮助调节食物等生物功能。当ADCY3 基因发生突变时，它所编码的蛋白质就会异常，从而失去了正常的功能，而失常的蛋白质和糖尿病、食欲甚至嗅觉异常都有关联。

帝国理工学院的基因组医学主席 Philippe Froguel 教授说道："在早期对 ADCY3 基因进行的研究发现，缺乏这种基因的老鼠会不断变胖，而最关键的是，其嗅觉也会出现问题。而当我们进一步研究的时候发现：在嗅觉缺失的人类患者中也发现了类似情况，这使得我们发现了肥胖和 ADCY3 基因突变之间的关联。"

在确认了巴基斯坦病人的突变基因后，研究人员将他们的结果上传至 GeneMatcher（这是一个专门用于遗传基因研究的组织）。而这个意外的发现使得荷兰的另一组科学家与他们的研究小组在一个肥胖病人身上发现了 ADCY3 突变基因的存在。他们对此产生了浓厚的兴趣，从而发现 ADCY3 突变基因最终会导致肥胖。

这个欧洲病人从父母双方（即使父母并非近亲关系，就像巴基斯坦所见）的 ADCY3 基因上遗传了不同的突变，所以其ADCY3 基因功能不正常，变得肥胖起来。

而在巴基斯坦的研究中，携带这种隐性基因突变的患者其肥胖发生率大大增加。而存在这种基因突变的孩童，往往会出现极为严重的肥胖。

该研究的研究者 Froguel 教授讲道："肥胖并不像人们常说的那样，总是因为暴饮暴食引起。我认为基因和肥胖之间存在着人们未知的某种联系，而我们正在积极探索这个领域。"

以肥胖为症状的复杂罕见病——普拉德－威利综合征（Prader- Willi Syndrome，PWS）

此外，除单纯的肥胖症之外，还有一些以肥胖为突出症状的罕见病也与基因的变异有关。

极度肥胖的儿童

Muhammad Yousuf 来自巴基斯坦旁遮普邦的卡苏尔县，他的体重约为同龄孩子平均水平的 4 倍。Muhammad 的每日饮食包括 10 张薄煎饼、2 升牛奶、3 盘米饭以及巧克力和冰激凌。饥饿一直困扰着他，他能吃下任何在厨房或冰箱找到的东西。过去，无论他想吃什么都会得到满足，然后过不了一个小时他就又会喊饿。由于过度肥胖，Muhammad 几分钟的行走都会让他喘不上气。

Muhammad Yousuf 所患的是一种先天性疾病，Prader-Willi 综合征，正式医学名为普拉德—威利综合征（俗称小胖威利），为终身存在的疾病。所有的人种和性别均会发生，其发病率约为 1/12000 到 1/15000。PWS 的特征包括肌肉张力不足，不知足的食欲与肥胖，性腺机能不足和第二性征发育不完全，生长延迟，心智迟缓和机能迟缓，身材矮小，小手小脚，轻微的外观异常，且可能会有严重的行为问题。

这种疾病的病因是由于患者第 15 号染色体长臂（位置 15q11-q13）异常导致的终身性非孟德尔遗传的表观遗传性疾病，是多系统化异常的复杂综合征。正常人母源性 15q11-q13 区域 SNRPN 的 CpG 岛高度甲基化，而父源 SNRPN 的 CpG 岛未甲基化，因此母源性基因失活，而父源性 SNRPN 基因有表达。当父源性 15q11-q13 区域 SNRPN 缺失或功能缺陷时，患儿即表现出 PWS 的表型。由于 PWS 的致病原因及遗传机制非常特殊且复杂，绝大多数病例为新的突变，即父母亲皆正常，仅有极少数为遗传。大部分可归因于在卵子（精子）或胚胎形成阶段产生的基因错误，也就是在 15 号染色体长臂上有 10 多个基因被遗漏或抑制。

15q11–q13 区域异常导致 PWS 表型的机制尚不明了，可能与下丘脑部功能紊乱或新陈代谢障碍有关。现研究显示 15q11–q13 区域存在 SNRPN、NDN、MAGEL2、MKRN3 和 Cl5orf2 印记基因，它们仅存在于父源 15 号染色体的等位基因上。SNRPN 位于印迹中心区域，被认为与 PWS 表型有密切关系，也是最可靠的诊断位点，可检出绝大多数 PWS，并可用于产前诊断。

4.5 什么样的饮食才算健康饮食

"民以食为天"，饮食健康，一直是大众最关心的话题。那么，吃什么健康呢？

有人热衷于购买各类补品，既有传统的海参、燕窝、鱼翅等等，也有新生代的蛋白粉，螺旋藻等。总之，越贵的，听起来越高大上的他们认为吃了对身体越好。

也有人热衷于佛系养生，主张素食，认为只吃素食可以有较轻的体重，减少患癌几率，降低血液胆固醇的含量，减少肾脏负担等。

当然，上述两种饮食认知都比较片面。事实上，被大家广泛接受的科学饮食方法，还是营养均衡。

哈佛的"金字塔"健康饮食主张

2002 年，美国哈佛大学公共卫生学院的沃尔特·威来特博士等专家，推出了一套新的健康饮食指南，被称为"哈佛饮食金字塔"或"健康饮食金字塔"。该指南主要强调以下几点：

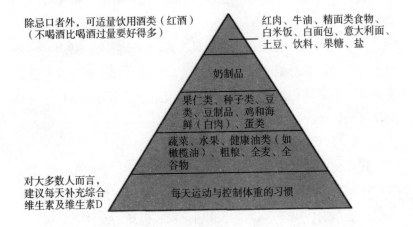

除忌口者外，可适量饮用酒类（红酒）
（不喝酒比喝酒过量要好得多）

红肉、牛油、精面类食物、白米饭、白面包、意大利面、土豆、饮料、果糖、盐

奶制品

果仁类、种子类、豆类、豆制品、鸡和海鲜（白肉）、蛋类

蔬菜、水果、健康油类（如橄榄油）、粗粮、全麦、全谷物

每天运动与控制体重的习惯

对大多数人而言，建议每天补充综合维生素及维生素D

（1）以全谷类作为主食的来源。

哈佛版的最大特色，是将碳水化合物区分为"全谷类食品"和"精制米面"。前者位于金字塔的底部，是每餐应该摄食的；而后者置于塔顶，应尽量少吃。然而在旧的金字塔中，面包、米饭、谷类、面食是被当作一类，一起被摆在最底下的。

全谷类食品是指制造食品所用的谷物种子，被保留了胚芽、胚乳、和麸皮，如糙米、全麦面粉、小米、燕麦、大麦、荞麦、五谷米、十谷米等。它们富含维生素 B 群、维生素 E、矿物质（如镁、锌、钙、铜、硒等）、纤维素、以及数百种植物化学物质，对于心血管疾病、糖尿病及某些癌症具有一定程度的预防效果。而精制淀粉食品看来洁白美观、口感可能较柔软，但含丰富营养素最珍贵的麸皮与胚芽都已被去除，只剩单纯的淀粉与热量，实在是非常可惜。

现代的饮食观念中，更提倡多吃"原始食品"及"完整食品"，建议多吃"未经过多加工"的食物，同时植物的整体只要是可以食用的部分，如根、茎、叶、花、果实、种子应全部食用。

以一只烤马铃薯而言，热量只有约150卡路里，并含有十余种维生素及膳食纤维；但是如果将它加工成食品，则重要的营养素多数已被破坏，热量也增加至500卡路里，不可不慎！这种只剩热量的食物，则被视为垃圾食品。

（2）区分"好油"与"坏油"。

随着营养学的进步，专家们意识到所谓"低脂肪理论"实在过于简单化，产生了许多弊端。在旧的食物金字塔中，脂肪油类被摆在最顶端，属于尽量少摄取的食物；但新的食物金字塔中，油脂被区分为"不健康油脂"与"健康油脂"两大类。前者包括存在于红肉中的饱和脂肪酸和应用于人造奶油、烘焙食品及油炸食品中的反式不饱和脂肪酸。它们被置于塔顶，对人体有不良影响，建议少食。

而"健康油脂"则被放在塔底根基，主要是单元不饱和脂肪酸和多元不饱和脂肪酸，包括橄榄油、油菜籽油、大豆油、玉米油、葵花籽油、花生油及其他良好植物油及种子油，有益身体健康，每天应适量食用。

（3）"红肉"尽量少吃。

牛、猪、羊等"红肉"，被列于塔顶，尽量少吃。其他蛋白质来源则区分为"鱼肉、家禽、蛋类"与"坚果、种子、豆

类"，前者建议每日 0 ~ 2 份，后者 1 ~ 3 份。显示植物性蛋白
质远优于动物性蛋白质。

（4）降低乳制品，建议量为每日 1 ~ 2 份。哈佛大学的教
授认为旧食物金字塔的乳制品建议量太高。目前并无大型研究证
明大量乳制品摄取能显著降低骨质疏松症的风险，相反会增加热
量与脂肪摄取。

（5）新鲜蔬果建议大量摄取。

（6）建议每日补充综合维生素及额外的维生素 D。

（7）可适量饮用含酒精的饮料，但不是必须的。

（8）每日运动及体重控制是"健康饮食金字塔"的基础。

健康饮食金字塔是现时维持健康饮食的方式。比较像地中海
式（鼓励多食用鱼、坚果、种子、橄榄油）而非亚洲式（以食用
白米为主）的饮食组合。除了健康的饮食，还应配合适当的运动
和注意体重控制。

挑食的基因——个性化饮食

那么上述的饮食方案是绝对健康的吗？可能在多数情况下确
实如此，但是事实上，随着科学的发展，饮食健康的观念也在不
断刷新！

美国科学家的一项最新的研究表明，我们的基因可能会影
响我们每个人对 "健康"饮食的定义，即我们每个人体内独
一无二的基因会导致我们机体只对特定种类的健康饮食"感兴
趣"，吃下我们自己基因"认可"的健康饮食，对我们每个人
才是最好的。

吃水果吃出肝癌的人

多吃水果一项被认为有益于健康。

然而有个叫 Peter 的美国人，从小就不爱吃水果。他从能记事起就爱吃肉，不爱吃菜和水果。身边很多人都曾劝说他要多吃蔬菜和水果，但他就是不听，因为每次吃那些东西他就觉得反胃和难受，只有吃肉的时候他才有享受的感觉。直到 35 岁那年，他例行体检，发现了高血压和高血脂，医生和家人对他进行了新一轮的劝说。最后还是他未婚妻使出撒手锏："你想要和我白头到老么？"终于，Peter 开始改变饮食，少吃肉，每顿饭都加上蔬菜和水果，医生和家人都感到欣慰。

但自从改变饮食结构以后，Peter 经常感到全身乏力，嗜睡，反胃，但所有人，包括医生，家人和他自己，都没有当回事儿，认为肯定因为减少吃肉、多吃蔬菜水果而产生的暂时不适应。

直到 3 年后的体检，Peter 被查出患上了肝癌！

这个结果使得医生和 Peter 百思不得其解。Peter 本人没有肝炎，不饮酒，不吸烟，而且饮食也根据医生建议，变得"更加合理"，这是怎么回事儿？为了解开这个疑惑，Peter 的医生决定对他进行基因测序，结果发现他的 ALDOB 基因存在突变。

ALDOB，中文名字是果糖二磷酸醛缩酶 B，是果糖代谢中的重要蛋白。而果糖就是很多水果吃起来甜的原因。有该基因突变的人会有遗传性果糖不耐受，即患者身体无法彻底分解果糖，因此不能吃果糖含量高的食物，包括各种水果，还有甜豆、甜椒、洋葱等蔬菜。如果摄入大量果糖，会导致果糖分解到一半的半成品大量积累在肝脏，这些半成品对肝脏有严重毒副作用，会造成肝细胞大量死亡并可能诱导基因突变，造成了 Peter 肝癌的发病。

另外，由于不能分解果糖，因此果糖里的能量无法被身体吸收，加上肝功能损伤，这就解释了 Peter 为什么会出现疲倦、嗜睡、低血糖等症状。依靠基因检测确诊后，一切都有了答案。幸运的是，Peter 的癌症发现很早，手术后他更换了无果糖饮食，目前一切健康。

不能吃肉的人

很多人视素食为健康饮食结构，事实上纯素的饮食也有其不足。比如，严格的素食主义者相对于肉食者，容易缺乏维生素 B_{12}，而人体缺少维生素 B_{12} 会对神经造成不可逆的损伤。这主要是由于纯素食能够摄入 B_{12} 的途径有限，因为素食（包括藻类食品）中的维生素 B_{12} 绝大多数都是非活性的维生素 B_{12}。

不过，有一类人食素并不是他自己的选择，而是他必须吃素。

我们知道，任何人吃太多蛋白质都是有风险的。因为蛋白质进入体内代谢会产生大量的氨。而这个"氨"具有神经毒性。于是，食肉动物都进化出了一系列基因，能把有毒的氨迅速在肝脏被转化为无毒的尿素排出体外。这个过程叫"尿素循环"，是人体最重要的解毒机制之一。

但是，有些人由于相关的解毒基因发生了突变，使得他们无法顺利完成从氨到尿素的"解毒过程"。他们一旦摄入大量蛋白质，血液中就会积累大量氨，而血氨最大的毒性就是造成神经损伤，患者摄入太多蛋白质后会最终进入昏迷，直至死亡。因此，对于这些人来说，吃素不是追求信仰或者潮流，而是为了生命。

许多基因的缺陷都会导致程度不同的"蛋白质不耐受"。比如一系列很类似的"尿素循环障碍"（CPS1，ASS1，ASL，NAGS，ARG 等基因突变），赖氨酸尿性蛋白质不耐受（SLC7A7 基因突变），苯丙酮尿症 (PAH 基因突变)，牛奶蛋白质过敏症等。即使没有基因检测，不耐受的人往往从小就有一些迹象。和果糖不耐受的小孩通常排斥水果一样，"蛋白质不耐受"的孩子常常排斥高蛋白食物，尤其是肉类。所以，如果小孩天生非常不爱吃肉、蛋、奶，不一定是挑食。如果小孩长期排斥高蛋白食物，尤其吃完后出现奇怪举止，那家长不要一味强求，同时应尽快去医院检查，通常都可以通过临床特征和基因检测来确诊或排除。

动物实验——不同遗传品系的小鼠对不同类型饮食的不同反应

北卡罗来纳州立大学 William Barrington 在 7 月 15 日的美国遗传学联合会议上报告了四个不同遗传品系的小鼠饲喂四种不同饮食的结果。

其中的 A 品系的小鼠，几乎不受饮食变化的影响。这些小鼠无论它们吃脂肪和碳水化合物丰富的西式饮食，传统的地中海或日本饮食（通常被认为是健康的）还是非常低的碳水化合物、脂肪丰富的被称为生酮饮食的食物，都不会增加太多体重，在胰岛素和胆固醇上也不会有变化。

与此不同的是，B 品系小鼠除了日式饮食，其他饮食都会让它发胖。在地中海饮食中，这些小鼠的血糖飙升。这是糖尿病的标志。但在日式饮食中血糖是减少的。

西方饮食并不会让 C 品系小鼠发胖，但生酮饮食会让它们变得肥胖和出现高胆固醇和其他健康问题。与之相反的是 D 品系小鼠，它们在西方饮食影响下变得肥胖和出现高胆固醇，以及其他和人类的心脏疾病和糖尿病相关的问题。但是生酮饮食却不会带给它们这样的问题。它们吃地中海饮食也会发胖。

Barrington 说这些结果表明："没有普遍意义上的健康饮食。"这样的结果呼应了 2015 年 11 月 19 日在 *Cell* 上在线报道的文章 *Personalized nutrition by prediction of glycemic responses*：有些人在吃一定的食物后血糖上升，而同样的食物对于另一些人却是没有效果的。这种对于食物的个人反应表明，饮食应该是个性化的。

Barrington 和他的同事正在努力寻找控制小鼠品系对于所吃的东西不同反应的基因。他认为目前还没有办法预测人类会对给定的饮食如何反应。

总之，由于基因不同，对每个人来说，"健康饮食"的定义是不同的，无需跟风。只要营养均衡，偏爱吃肉或偏爱吃素都很正常。例如，"一天一个苹果，远离医生"是个著名的健康生活口号，可对患有遗传性果糖不耐受的人来说，却是"一天一苹果，赶紧去上医院"。"个性化医疗"，推而广之，也应该提倡

"个性化饮食"。因为从出生开始，每个人的基因就很大程度上决定了什么是对自己身体最好的生活方式。随着我们现在对基因了解越来越多，个性化健康开始成为主流。任何营养师的建议，都不会适合所有人。而所谓的挑食有时候也未必总是件坏事情，或许挑食的表现正是我们在听从自己基因指示，而实现的一种自我保护，只是我们不知道罢了。

4.6 是良药还是毒药

基因变异引发的"一针致聋"

2005 年春晚，有个《千手观音》的节目想必看过的人印象深刻，该节目完美地融合了艺术与宗教文化，给大家带来听觉和视觉的震撼冲击。遗憾的是，如此精彩的节目，表演者们自身却无法完整欣赏，她们是在一个无声的世界里演绎这个作品，因为表演者们是由 21 位聋哑演员组成。然而，也许很多人不知道，这 21 位聋哑舞蹈演员中有 18 位都是由药物导致的耳聋！他们绝大部分都是在两岁前后因发烧时使用抗生素导致的耳聋！

为什么普通的抗生素成为导致耳聋元凶？是用量出来问题还是另有隐情？

其实，可导致听力下降的药物有很多，如抗疟疾药物奎宁、非甾体消炎药阿司匹林、抗肿瘤药物顺铂、利尿药速尿和氨基糖甙类药物。这些药物的耳毒性与药物的种类、剂量、使用方式有关。有些药物的耳毒性是可逆的，有些则不可逆。其中讨论颇多的当属氨基糖苷类药物，该类药物包括链霉素、庆大霉素、妥布霉素、新霉素和巴龙霉素等。氨基糖苷类药物的毒性作用包括肾毒性和耳毒性。肾毒性一般是可恢复的，而耳毒性包括耳蜗和前庭毒性作用，基本不可恢复。

不同的氨基糖苷类药物的毒性作用也不完全相同，链霉素和庆大霉素以前庭损害为重，而新霉素和卡那霉素则以耳蜗损害为重，妥布霉素对耳蜗和前庭的损害大体相当。需特别指出的是，在氨基糖苷类药物性耳聋病人中，部分属于过量用药致聋，另外一部分患者对氨基糖苷类药物有超敏性，即使用正常剂量或微量药物就可能造成听力损失。

这一情况的发生与线粒体 DNA 密不可分。也就是说基因的确是"一针致聋"的幕后元凶之一。线粒体基因 12S rRNA 俗称"一针致聋基因"，约有 20% ~ 30% 的药物性耳聋与其相关。它最常见的突变位点包括 A1555G、C1494T。据统计我国至少有 1000 多万人是因为遗传原因而引发的耳聋，其中线粒体基因 A1555G 突变占 3.4%，C1494T 突变占 0.6%。当线粒体基因突变后，氨基糖苷类药物会抑制线粒体蛋白质的合成，同时抑制耳蜗和前庭细胞氧化磷酸化，造成线粒体和细胞受损，导致耳蜗和前庭细胞功能障碍和细胞死亡，最终造成患者听力下降。

药物基因组与精准用药

上述所讲的只是基因与用药关系的一个例子。中国科学院院士陈竺曾经说过："对于某个药物来说，用在最适合它的基因型个体上，它的疗效可以达到 75%，毒性只有 1%，同样一个药，如果到了最不适合它的基因个体上，它的疗效只有 10%，毒性大于 80%。"可以这样讲，即便是同一种病症，由于存在个体的基因型差异，在选用相同药物的时候其疗效和毒性也是不同的。

通常来说按照基因的组成一般把人群分为：超快代谢型、普遍代谢型、中间代谢型、弱代谢型。对药物代谢速度不一样的人服用了相同剂量的药物所产生的结果是不一样的。在一些药物中，超快代谢型的人很快代谢排出，药物没有发生应有的效果；而弱代谢型的人却有可能因为代谢过慢，使得药物积累而产生较强的副作用。

经过几十年的研究，科研人员们已经在大约 20 个基因里发现了能够影响 80 多种药物的遗传变异，并且这些变异在临床上也有很好的应用价值。还有一些后天出现的体细胞突变，也会在选择个体化抗癌药物时给临床医生们提供很多有用的参考信息。当前，临床上的研究重点已经不再是发现这些会对药物产生影响的变异，而开始转向着重于准确了解药物基因组学变异性，并对其做出相应的反应。以明确的循证医学证据为基础，根据这些变异的具体信息对临床用药进行指导，为精准化的个体医疗打下坚实的基础。

药物基因组和临床实践结合的成功范例之一是华法林。这是一种常用的口服抗凝药，对临床血栓能够起到长期治疗和预防的作用。但是对于不同的人，由于存在性别、体重、身高等差异，最佳的治疗剂量是不同的，如果剂量选择不好会出现严重的并发症，甚至致命性出血。在服用华法林的患者中，以往使用华法林，只能通过花数周的时间调整剂量，来摸索病人的最佳用药剂量。据报道，这些患者中，每年每 100 人中平均有 15.2 人次发生出血副作用，其中致命性的大出血有 3.5 人次。而通过药物基因检测查华法林基因位点酶代谢能力，可以帮助医生准确预测患者的华法林维持剂量，最大限度地减少基因多态性而出现的过度抗凝引起的出血危险，从而实现安全用药。

个性化用药时代的来临

目前，在药物的临床试验过程中，测试者要招募同样类型的适应征病人并将其分为两组：一组给予药物，一组给予安慰剂。如果发现给予药物的那组在统计学上病情明显得到缓解，那么这个药物就会被认为有效，其临床试验的剂量也会作为日后医生开药的参考。

虽然这样的方法有效实行了很久，但却存在着一个致命缺点：药物有效性和剂量的判定是基于大部分的群体标准的。有效药物在一个大的群体内对大多数人都有效，但对于小部分病人，有可能效果并不明显。这就导致了病人在经济上多付出了，身体也承受了副作用的代价，但却没有得到较好的治疗效果，这并不是一个小问题。美国食品药品监督管理局经过统计发现在一些疾病上有 38% ~ 75% 的患者实际上对所服用的处方药物不敏感，也就是说在这些疾病中平均一半人没有获得药物的疗效。

更为严重的是，在一些情况下，正常剂量下药物会对一些人产生非常严重的副作用，导致原本挽救健康的药可能反而对身体造成伤害。这样的现象被称为药物不良反应（Adverse Drug Reactions，ADR）。如前面提到的药物性耳聋。

但我们相信，随着医学、基因科学、生物信息学的不断发展，在未来，借助"大数据 + 人工智能"的设想指导个性化用药将逐渐成为可能！

4.7 长寿的秘密

上至帝王将相，下至平民百姓，从原始落后的古代到科技发达的现今，长寿从来是人类亘古的话题。想长寿吗？为了获得无穷的生命活力，秦始皇派徐福携500童男童女赴蓬莱仙道寻找长寿仙丹。唐朝盛世的开国皇帝李世民，建国之后，尊崇道家，炼制仙丹，试图达到长生的效果，最终遗憾而亡。所炼制出的丹药的毒性，导致死亡的人数有70人左右。清朝雍正皇帝遣道人日夜炼丹，以至因大量服用丹药重金属中毒死亡，期间无数圣贤方士，前仆后继，勤而不舍，终未如愿。然而人类始终没有放弃与自身衰老的抗争。

长寿乡的传说

时至今日，人们对长寿的追求仍然没有停止，各种神秘长寿村、长寿民族倍受人们追捧。例如，曾经有一篇广泛流传的文章，记载了一个九百年没人得癌，九十岁老人仍下地劳作的神奇的民族——罕萨族。

罕萨（Hunza）被喜马拉雅山包围，位于海拔2438米的山区，长161公里，宽5公里，人口有六万多人，过去两千多年来，他们几乎与外界完全隔离，现在为西北巴基斯坦的一部分。当地风景如画，恬静如诗，人人过着"日出而作，日落而息"的农耕生活，八九十岁仍在地里劳作，族里几乎不见心脏病、血压异常等常见疾病，有九百年都没人得过癌症。罕萨族人的平均寿命为 120 岁，60 岁有孩子是很平常的事情，并且连外貌和体能也都比实际年龄还要来得年轻许多，他们被认为是世界上最健康的民族。而他们长寿的秘诀是以素食为主、生吃蔬菜。

但事实真是这样的吗？

有一个叫约翰·克拉克的美国地质学家，特意跋山涉水跑到罕萨，并在那里住了 20 多个月。他把这段经历写成了一本书：《罕萨：迷失在喜马拉雅的王国》*Hunza: Lost Kingdom of the Himalayas*。

克拉克发现罕萨那地方确实没有什么医生，不过却不是因为没有这个需求。本地疾病的特点就是第三世界原生态的特点，以感染为主，因为没有营养过剩的问题，也就比较少见糖尿病、高血脂、心血管病等慢性疾病。他在那看到了很多疾病：痢疾、疟疾、寄生虫感染等，克拉克不得不做起了赤脚医生，用带去的药品给当地人医治。

由于当地人没有身份证，没有户口本，根本不可能靠文字记录来核实当地人的年龄。克拉克只好改变思路。克拉克在当地办了一个"希望小学"，班上有 9 个学生，他就去问这些学生家里人有没有去世的。不问不知道，一问吓一跳。所有九个孩子都有已经去世的直系亲属。在这些去世的人中，有四个母亲、一个父亲，孩子们去世的兄弟姐妹加起来一共有二十人。从这个小调查推断，当地成年人三分之一都活不过五十岁，儿童则有三分之二都活不到成年。参加调查的这九个孩子都来自于当地中上生活水平的人家，所以罕萨族整体水平不可能比这个强到哪去。

所以，即便当地人真有什么养生秘诀，60 岁还能稀松平常地生个孩子，他们的平均寿命也绝对不可能在一百岁以上。还有一种可能性，就是因为没有先进的医疗救护，罕萨族经历的就是自然淘汰，有先天疾病的都被淘汰了，能活到不惑之年的都是有着很强大生命力的，也就很容易活到百岁。

按照这个调查结果，假设三分之一的儿童活到成年，而成年之后的三分之二全都能活到百岁，那罕萨族的真实平均寿命也就是 35 ~ 40 岁而已，差不多等同于中国古代人的平均寿命。

而癌症主要属于老年病，所以罕萨族癌症确实也不会多见。

那么，如果说传说中的长寿村多是一个美丽的谣言，有待考证，长寿的秘密究竟是什么呢？我们应该从哪里寻求答案？

抽烟喝酒却长寿的人

著名法国人让娜·卡尔芒去世时享年 122 岁。从 21 岁起，她就每天抽两支烟，并一直保持到 120 岁。而在我们的生活中，也经常会听到某某抽烟还活了个高寿。这些特例常常被烟酒不断的人们津津乐道。难道真的像他们说的那样，烟酒对寿命影响不大吗？

事实上，相关的研究表明以下这些生活方式跟寿命长短有密切关系：

缩短寿命的因素包括：容易得冠状动脉疾病、每天吸烟、胰岛素抵抗、体脂过高。

增加寿命的因素包括：戒烟、受教育程度高、好奇心强、高密度脂蛋白胆固醇水平高。

研究者甚至通过计算得出，每天吸一包烟会缩短寿命近 7 年。他们分析，受教育程度对寿命的影响是通过吸烟来实现的，而体脂的影响是通过冠状动脉疾病来实现的。所以，要想长寿，保证良好的教育，同时保持身材是关键，因为研究者指出，身体质量指数（BMI）每增加一个单位，寿命就减少 7 个月；而受教育程度每增加 1 年，寿命会增加 11 个月。

那前面提到的那些抽烟喝酒却又能长寿的人是怎么回事呢？

为了解开这一谜底，美国加利福尼亚大学洛杉矶分校等机构的研究者从美国老人的健康资料中专门找出了 90 名长期吸烟但活到了 80 岁以上的人，还有 730 名同样吸烟但寿命不足 70 岁的人，对比分析他们的基因组，结果发现这些吸烟且长寿者的体内存在与常人不同的基因变异。

在那些吸烟但又长寿的人基因组里，存在 215 处单核苷酸多态性（single nucleotidepolymorphism，SNP）。单核苷酸多态性，主要是指在基因组水平上由单个核苷酸的变异所引起的 DNA 序列多态性。它是人类可遗传的变异中最常见的一种，占所有已知多态性的 90% 以上。SNP 在人类基因组中广泛存在，平均每 500 ~ 1000 个碱基对中就有 1 个，估计其总数可达 300 万个甚至更多。

也就是说，这些人的基因组在这 215 个单核苷酸的位置与普通人不一样。研究者认为，这些 SNP 产生的效果就是，拥有它们的人其体内细胞修复损伤的能力更强。而对这些能活 80 岁以上吸烟者进行的检查也显示，他们的血压、免疫功能等方面指标都与不吸烟者差不多。而对那些寿命相对不长的吸烟者，他们接受检查时留下的记录显示，其生理指标比不吸烟者要差。即尽管那些携带 SNP 的人群吸烟，但体内细胞能够较好地抵抗相应损害。

所以可以这么说，有些人就是天生基因强悍，即使吸烟也能活得长。但这种人毕竟是少数，以这项研究的样本为例，不吸烟的好几千，吸烟但寿命相对不长的有几百，吸烟又活得长的就只找到几十个。作为一名普通人，最好还是不要寄希望于自己就是那少数幸运儿，毕竟天生基因强悍的人很稀少。

解码长寿基因

从古人炼丹，到今人进行科学研究，我们对于长寿的渴望和探索一直没有停下脚步。不过随着科技的日新月异，我们的研究工具越来越先进，可以说离解密长寿背后的机制也似乎越来越近了。

2017 年 9 月，国际顶级杂志《自然》在首页公布了一项研究，这是一项巨大的揭露长寿秘密的基因研究。研究分析了 215 000 人的 DNA，这是人类首次从宏观层面上来分析基因在人类一代二代之间怎样更迭的大型研究之一。

人类突变基因的结果与人类的寿命到底有着怎样的联系？科学家们通过研究得出以下结论：

（1）越长寿的人基因突变存在概率越低，这种有害突变减少涉及单基因和多基因。

例如研究人员发现，与阿尔茨海默氏病密切相关的 APOE 基因的变体在 70 岁以上的妇女中很少发现，与中年人群重度吸烟相关的 CHRNA3 基因突变也很少发现。

在某些群体的遗传突变可能并不能具体测量，但是他们一样会威胁人类的健康，比如哮喘，BMI 指数（体高质量指数），以及高胆固醇等，但是可能导致这些疾病突变的基因在预期寿命较长的群体中，并不容易见到。研究人员表示：没有这些突变的人有生存的优势，更有可能长寿。

（2）推迟青春期发育和繁殖时间的基因突变有利于寿命的增长。

在这项研究中，最令人惊讶的研究结果是：推迟青春期和生育时间的基因突变在长寿人群中更为普遍！事实上，之前的研究就已经发现了长寿与晚育之间的联系，但是这些研究不能剔除财富和教育的影响，因为生活水平较高的人往往会选择晚点生孩子。而该研究中，研究者认为生育与寿命之间存在着进化的权衡。

相信现代医学，选择健康的生活方式才是长寿秘诀

人体功能就好比一辆汽车，其使用寿命除了和本身质量相关，与车主人平时的保养也密不可分。再好的车，如果肆意糟蹋也会很快报废；反之，一辆不那么好的车，如果车主人爱惜，保养得当往往可以使用多年。虽然我们无法选择自己的基因，但是健康的生活方式对一个人的寿命有着至关重要的作用。这种健康的生活方式就包括前文提到的戒除抽烟喝酒熬夜等不良嗜好，坚持适度运动，控制体重，保持良好心态及不断学习等。

此外，还有一点就是相信现代医学，远离骗子。

一些来自网络的谣言，很多时候只是为了兜售一些谋财不害命的东西，但是却能让寿命增长的民众过度关注现代医学的局限，对现代医学产生怀疑和不信任，甚至荒谬地认为古人活得更加健康。

杜甫在《曲江》一诗中说"人生七十古来稀"。说的就是在古代，能活到七十是非常罕见的。而现今，由于医学的进步，人的平均寿命比以前大幅提高，婴儿出生死亡率大大下降，而且很多以前无法治疗的疾病都有办法治疗或者控制，即便是"众病

之王"的癌症，在一些领域也有不凡的进步，某些癌症的治愈率甚至达到 90%。美国人的预期寿命是 79 岁，中国人的预期寿命也有 76 岁。这是全国的平均状况，如果具体到城市，上海是 83 岁，北京有 82 岁。

希望我们每个人都能科学养生，善待自己的身体，健康长寿！

第五章

认识第二个自己
——肠道菌群

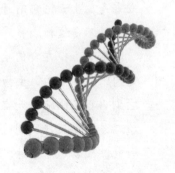

一提到细菌或微生物，可能很多人的脑子里首先会想到各种感染、抗生素以及如何消毒、保持卫生等。这些细菌一定是我们的敌人吗？想要健康是不是需要绝对卫生，用消毒水或者是抗生素把它们通通都消灭掉呢？

　　并不是这样。

　　事实上，在我们生活的地球，真正的主宰是肉眼看不见的微生物。在近30亿年时间里，它们占据了陆地、天空、水体的每一个角落，推动着化学反应、创造了生物圈，为多细胞生命的演化创造了条件。没有我们，绝大多数微生物会安然无恙，而没有微生物，我们将无法呼吸、无法消化、无法生存。

5.1 细菌如何造就了我们

身体内的另一个自己

　　看上去独立自主的我们事实上早已经成为微生物的"殖民地"。我们体内寄居着数万亿计的微生物，在肠道细菌看来，我们是他们的"地球"。这些微生物中最重要也是最有名的就是人类的肠道菌群。在人类的肠道，尤其是结肠中（即平常说的大肠）存在着以细菌为主的大量微生物。据推测，一个正常的人体内，肠道内的细菌总重量可达 1 ~ 1.5 千克，几乎与我们的大脑相当。我们每天排出的粪便中，干重 50% 是由这些细菌的"尸体"构成的。从数量上看，这些细菌的总数可以达到 10^{14} 个，与之相比，我们人体自身的细胞自身的数量仅有 10^{13} 个，是细菌的10%。

　　鉴于此，我们可能会发问，"你还是你自己吗？"的确，以往人总是被视作一个独立、统一、完全的个体而存在的。但事实上，人体并非统一的整体，还包括这些在人体内部，在生物学上完全不同却又紧密联系的大量微生物群体。这些菌群之间相互依存、相互制约，处于相对平衡状态，与肠黏膜一起成为维护人体健康的天然屏障，与人体的发育、代谢及行为存在着共发育、共代谢、共进化、互交流的关系。

肠道菌群从何而来

关于肠道菌群最初的来源，有两种说法。一种认为这些肠道菌群并非生来就有。在母体的子宫内，胎儿所处的是一个无菌的环境，因此胎儿的肠道内也是无菌的。最早入驻婴儿体内的肠道菌群来源于分娩。其中正常分娩的新生儿肠道菌群几乎完全来自于母体，而剖宫产的新生儿肠道内会定植一部分医院环境中的细菌。还有一些研究认为胎儿在子宫内可能也能接受母体的菌群。除了出生中获得的这些菌群，出生后一些其他的菌群通过哺乳时的口腔摄入以及空气等途径逐渐进入新生儿体内，在这里安家落户，形成新生儿最初的肠道菌群。随着婴儿的成长，饮食结构的丰富，这些肠道菌群的种类也不断增加。到 1 岁以后肠道菌群的种类趋于稳定，健康人整个成年期都保持稳定，它们将会悄无声息的与我们相伴一生。进入老年后，肠道菌群的结构也会发生变化，主要表现为双歧杆菌的数量显著下降，梭杆菌、拟杆菌数量增多。

肠道菌群组成成员

如此众多的肠道菌群，并不是杂乱无章的集合在一起，而是形成了一个复杂的生态系统。据估计，一个正常的人体体内可包括 500 ~ 1000 种细菌。根据这些细菌的不同生理功能，它们被分为三类：共生菌、条件致病菌和致病菌。

其中共生菌占据了肠道菌群所有细菌数量的 99% 以上。在正常情况下，它们是肠道微生态的"统治者"，与人体关系最为密切。顾名思义，共生菌与人体是互利共生关系，人体是它们的生存场所和营养来源，而他们则为人体产生有益的物质保护人类健康。常见的这类细菌有双歧杆菌，乳酸菌，拟杆菌等，均为专性厌氧菌。

条件致病菌，可以看作肠道微生态中的"在野党"。在正常条件下，由于存在大量的共生菌，这些"在野党"并不能大量繁殖而造成危害，但是如果条件发生变化，使它们趁机上位，获得大量繁殖的机会，就会对机体造成不良的影响。常见的条件致病菌有肠球菌、肠杆菌等。

致病菌是外来的"侵略者"，一般情况下并不常驻于肠道中。它们一旦进入肠道内，就有可能大量繁殖然后兴风作浪，引起人类疾病。比如能够引起人类食物中毒的沙门氏菌，导致腹泻的致病性大肠杆菌等。

对于人体来说，正是由于共生菌占主导地位，才能抑制条件致病菌不至于变为致病菌，并防止致病菌的侵扰。因此，维护肠道菌群正常平衡是保证人类健康的重要一环，如果肠道菌群结构发生异常，则可能引起潜在的健康问题。

被忽略的人体"器官"

如我们所知，肠道是人体重要的消化器官。负责消化、吸收、营养、代谢的重任。但是，作为人类的我们不是"一个人"在战斗。肠道中的很多细菌可帮助人体处理复杂的化合物，生成氨基酸和维生素，因此肠道细菌的种类和数量与身体健康密切相关。那些你以为被自己消化了的食物，被自己合成了的营养物质，实际上都有细菌的参与。没有体内细菌的帮助，我们的消化功能就要出问题了。

不过除此之外，肠道还是人体的"第二大脑"。人体肠壁内的神经节细胞超过1亿个，约与脊髓内所含的神经元数目相近，肠周围还有丰富的肠神经系统。肠道作为重要的神经通路和免疫屏障，同时也是管控情绪的内分泌器官。同样，肠道里的这些庞大的肠道居民，它们的作用也不仅仅与人体的消化有关。事实上，它们参与了人体更广泛的生理活动。包括：

（1）**影响机体免疫系统。**

肠道内壁，是人体和外界环境接触面积最大的地区。肠道菌群附着在肠道内壁表面的黏膜层之上，构成了一层由细菌构成的屏障。由于肠道微生态中的"统治者"共生菌的活动抑制了致病菌的生长，同时阻止致病透过这层屏障进入人体。这些肠道菌群不仅可以被动防御，还可以刺激机体在肠道形成更多的淋巴器官，并增加免疫球蛋白在血浆和肠黏膜中的水平，使得免疫系统处于一种适度的活跃状态，以此对入侵体内的病原菌保持有效的免疫作用。一旦肠道菌群失调，就可造成免疫系统的过度活跃，从而产生自体免疫疾病。

（2）**促消化、营养吸收作用。**

肠道菌群可以分泌一系列的酶来协助人类消化植物中的纤维素和半纤维素类多糖，为机体提供能量。肠道菌群通过发酵作用还能产生短链脂肪酸和多种维生素供机体利用，如维生素 B 族、K 族、生物素、尼克酸和叶酸等。肠道菌群具有生物固氮作用，利用蛋白质残渣合成必需氨基酸，如天冬门氨酸、苯丙氨酸、缬氨酸和苏氨酸等，并参与糖类和蛋白质的代谢，同时还能促进铁、镁、锌等矿物元素的吸收。肠道菌群可以促进亚油酸吸收、胆酸脱羟基和脱饱和、胆固醇向类固醇转化等。

（3）**与人体代谢相关。**

肠道菌群与人体的代谢密切相关，而这方面也是近期科学研究的热点。如果肠道菌群失衡，这些菌群所产生的脂多糖等内毒素就会进入人体，这些内毒素被免疫细胞识别后产生会多种炎症因子，使得机体进入低度炎症状态，引起代谢异常。比如长期进食高脂、高糖食物，使肠道菌群中条件致病菌比例增加，使食物中摄取的能量更容易转化为脂肪累积于皮下，造成肥胖。此外，低度炎症还能促使机体对胰岛素响应程度下降，造成胰岛素抵抗，进而发展为糖尿病。

（4）其他作用。

肠道菌群还有一些作用，可能是你意想不到的。比如，肠道菌群产生的类胡萝卜素类物质可一定程度上降低动脉粥样硬化和中风的风险。正常肠道菌群可通过对淋巴细胞的影响，调节机体对过敏原的反应，从而影响过敏疾病的产生。更令人惊奇的是，还有证据显示，肠道菌群的结构变化甚至可以影响机体的行为模式。

肠道菌群作为陪伴我们一生的朋友，其功能更像是一个影响到机体各个方面的"器官"，这个器官的正常与否，对人体的健康程度有着重要影响，而我们对它的了解才刚刚起步。毫不夸张地说，肠道菌群，是我们体内一个尚未被认识的器官，而对它结构和功能的研究，对治疗疾病和开发新的治疗方式具有重要的意义。

人体"第二基因组"

生活在我们身边的这些大量的共生微生物，从我们出生开始进入我们的身体，终身陪着我们，是我们亲密的"伙伴"。从这个意义上讲，影响我们生、老、病、死的基因，不是只有从父母那里遗传来的两万多个基因。实际上还包括这些是我们人自身基因的 50 ~ 100 倍的共生微生物的基因。这些基因被称作"人体第二基因组"。

2010年3月4日的《自然》杂志封面上，赫然站立着一个蓝色透明男子。他的消化系统被加以亮色，夺人耳目，封面大标题是："我们的第二基因组"。由欧盟资助和中国深圳华大基因研究院领衔的"人体肠道元基因组计划"科研小组携手为124个人肠道里的微生物进行了"基因普查"，这些和我们关系密切，但是神头鬼脸的小东西，终于开始在我们的视野里变得清晰起来。

该研究团队分析了124个欧洲人的肠道菌群样本，通过基因测序和分析，共获得330万个非冗余的人体肠道元基因组的参考基因，约是人体自身2万个基因的150倍。该基因集中包含了绝大部分目前已知的人体肠道微生物基因，但更多的是目前未知微生物的基因。研究人员表示，从这个基因集中可以估计，人体肠道中存在1000种到1150种细菌，平均每个人体内约含有160种优势菌种，而且，这些细菌之间的差异要小于之前的估计，约40%的细菌可在半数研究对象的肠道中找到。

肠道中的很多细菌可帮助人体处理复杂的化合物，生成氨基酸和维生素，因此肠道细菌的种类和数量与身体健康密切相关。通过构建人体肠道元基因组，并对肠道菌群的不同特点进行分析，有助于研究和治疗肠道疾病。

5.2 "不干不净，吃了没病"?——婴儿肠道菌群的建立

在不知道微生物致病的年代，人们的观念中，干净不过是视觉上的干净而已。连医生也一样，当年美国一位名医是这样说的：医生是绅士，绅士的手是干净的。

自从列文虎克在显微镜下看到微生物，巴斯德、李斯特等人又建立了消毒法，全社会开始培养起讲卫生的习惯。

那么绝对的干净是不是就很好呢?

我们中国有这样一句俗语，叫做"不干不净，吃了没病"。细想一下，好像也有点道理。那些整天玩泥巴，菜地里打滚，小河里抓鱼，看上去脏兮兮的小朋友似乎更不容易生病。那么真是这样吗? 有没有科学依据呢?

过去几十年，健康医疗界观察到一个有趣的现象：与免疫系统相关的疾病——Ⅰ型糖尿病、过敏症和其他自身免疫疾病等更容易发生在经济发达的地区，而经济落后的区域这些疾病发病率较低，但更易发生感染性疾病。美国布罗德研究所医学教授 Aleksandar Kostic 说："如果从地理上眺望一下世界，对自身免疫疾病和过敏症发病率比较高的地方和对腹泻病和细菌感染发生率比较高的地方分别绘图，然后将它们重叠在一起，就会观察到重叠的地方很少。"

1989 年，英国流行病学家 David Strachan 在《不列颠医学杂志》上发表了一篇论文：根据流行病学资料，和独生子相比，大

家庭里的孩子患花粉过敏和湿疹的风险更小。由此推导，大家庭的孩子从兄姐那里接触到了更多的传染源，因此避免了过敏性疾病，从而提出了"卫生假说"，在儿童时期减少了感染的机会，是20世纪过敏性疾病暴发的根源。

一石激起千重浪。

"卫生假说"问世后，被不少免疫学家和流行病学家接受，做了大量的研究，获得流行病学数据的支持，还有一些实验室和动物实验的证据也支持这种观点。

近年随着对肠道菌群研究的深入，也为"卫生假说"找到了新的证据。认为肠道菌群是免疫系统发育的动力，关键时间是怀孕晚期到出生头几个月。自然分娩和母乳喂养可以帮助宝宝建立肠道菌群，预防过敏性疾病。

顺产 VS 剖宫产的科学研究

顺产与剖宫产有何区别？肠道菌群就是一个例子。对于顺产胎儿而言，定植的细菌主要是乳酸杆菌等母亲阴道和外阴周围的细菌，而剖宫产胎儿则受链球菌、葡萄球菌等医疗环境细菌的影响。研究者在剖宫手术前60分钟将无菌纱布放置于孕妇阴道，然后在产下婴儿的1~3分钟之内用这块吸附了产道菌群的纱布依次擦拭婴儿的口部、面部和身体其他部位。然后在新生儿的1、3、7、14、21及30天检查剖宫产新生儿的肠道菌群。结果发现涂抹孕妇阴道细菌的剖宫产婴儿较一般的剖宫产婴儿肠道菌群更接近于顺产婴儿，并且随着时间的推移这种接近的趋势也越来越明显。由此可见婴幼儿肠道健康菌群的建立可能甚至早于第一口母乳或者配方奶，在出生的那一刻就已经开始了。当然要把这一技术立刻引进到妇产科医院还为时尚早。除了实验结果有待更多验证之外，怎样判断待产母亲阴道分泌物完全健康也还需要更加谨慎地对待。比如如果孕妇携带有 b 族链球菌或是沙眼衣原体或是淋球菌，简单地给剖宫产胎儿涂抹浸渍在阴道内的纱布则很容易引起新生儿败血症或是新生儿眼炎。

出生方式的影响

顺产的婴儿会接触到母亲妈妈阴道和粪便中的微生物，因此，在宝宝们第一次见到妈妈之前，首先和它打招呼的是阴道里的保护菌，它们是这块"领地"的守卫者。它们通过制造酸性物质将其他细菌全部驱赶干净，以确保通向子宫的路径每向前走一步都更洁净。产道里细菌种类非常少。因为这里的菌群都经过了严格的筛选，只有那些有益的细菌才能留下来，围成一个细菌守护圈，保卫着小宝贝。这些细菌卫士里有一半以上都是同一个品种——乳杆菌。它们喜好生产乳酸，想要通过这关的自然必须得要抵挡得住酸性环境。而剖宫产的婴儿因为不会直接暴露于阴道微生物中，因此他们会更有可能定植一些来自母亲皮肤、医院员工和医院环境中的微生物菌群。

在这个过程中，细菌的新一代移民已经成功迁居到婴儿的体表和体内，顺产孩子肠道中入驻的主要的是妈妈阴道和肠子里的菌群，其次就是些皮肤菌群，再次就是混迹在医院里的各种微生物。而剖腹产的孩子不用在产道里挤来挤去，绝大多数剖腹产的孩子经历的人生第一个瞬间是和另一个人的皮肤接触，并没有经过妈妈的产道，自然也少了产道菌群正式入住这个环节。因此剖腹产孩子最初的肠道菌群都是从别的地方七拼八凑来的"杂牌军"。皮肤菌群的自我管理可比产道菌群要松散得多，因为它太容易受到周围环境的影响。通过皮肤接触，这些皮肤上的细菌很可能很快也会出现在小宝宝的肠道里，病原体和其他轻量级危险分子都可以大摇大摆地通过这种方式去逗逗小宝宝的免疫系统，陪它练练手。这些剖腹产出生的宝宝，他们的肠道菌群需要几个月甚至更长的时间才能调整到正常状态，所以抵抗力相较于顺产的宝宝会弱一些。例如，被医院里的细菌感染到的新生儿中，有3/4都是剖宫产出生的。除此之外，剖宫产出生的婴儿以后患过敏症或者哮喘的风险要比顺产的婴儿高不少。不过一项美国的研究表明，如果给剖腹产的新生儿口服一种特定的乳杆菌，可以把他们患过敏的概率降低。

不管顺产还是剖宫产的孩子，到了7岁的时候，他们的肠道菌群已经看不出有任何区别了，但是可能错过了影响免疫系统和代谢系统发育的最佳时机。

喂养方式的影响

母乳喂养和配方奶粉喂养婴儿的区别已经很好地被证明了，母乳喂养可以提供一种混合营养，既包含促菌成分又包含抑菌成分，继而诱导所谓的奶源菌群的发育。因此母乳喂养的宝宝肠道中会有更高水平的双歧杆菌，使双歧杆菌定居在宝宝身体里。如果小宝宝在出生后的几年里缺乏双歧杆菌的话，他长大以后变胖子的概率会比其他人要高很多。母乳还可以把妈妈的免疫系统代传一点给小宝宝。从母乳中获得的抗体可以帮助捕获小宝宝体内的有害细菌。母乳中同样含有人乳低聚糖（Humanmilk oligosaccharides，HMOs），可以选择性地对益生菌的生长和功能进行塑造，以均衡改善小婴儿的肠道菌群，比如，母乳喂养的小朋友日后对谷蛋白过敏的风险会低很多。

除此之外，母亲体重和饮食对婴儿肠道菌群的也有很大影响。最近有研究表明婴儿粪便菌群组成可以被母亲孕期的 BMI 和体重增长所影响。总体而言，超重母亲的婴儿在 6 个月内粪便杆菌和金黄色葡萄球菌的浓度明显更高，另外，双歧杆菌计数在非肥胖母亲婴儿中更高。此外母亲高脂饮食会导致婴儿胎便中拟杆菌缺失而肠球菌富集。

宝宝出生后，细菌数量急速增长，但直到肠道里面的菌群王国最终成型，差不多需要 3 年的时间。在此之前，这些菌群在肚子里一直处于混战状态，群雄争霸，权力更迭。有的细菌进来后迅速扩张蔓延但又迅速消失得无影无踪，而有些会陪伴我们终生。至于谁会进到肚子里来，有相当一部分是取决于宝宝自己：亲亲妈妈，咬咬椅子腿，用脸擦干净了整个汽车玻璃窗，给邻居家的狗一个湿漉漉的热吻……当他们天真烂漫到处玩耍时，各种细菌大摇大摆地进入体内，很快就建造好了它们的帝国。至于这个帝国能存在多久，那就各有天命了。第一批进驻的肠道菌群会为后来的菌群做好入驻的准备，它们会清除肠道里的氧气，只有在无氧的情况下，肠道的标准居民才能安心入住。

尤其是断奶后，宝宝的饮食结构突然完全改变，这就引发了菌群世界的第一次大革命。不过事实上，我们的身体早有准备，因为第一批细菌居民除了喜欢母乳以外，也还是能处理些简单的碳水化合物的，比如米糊。但是如果立马给他豌豆糊之类的东西，这种复杂的东西单靠小宝宝自己的菌群就搞不定了。不过不用过于担心，会有新的菌群迁居进来帮忙。

细菌会根据我们的饮食需求配置出相应的技能。比如，非洲人体内某些菌群就自备了专门分解粗纤维植物的能力，而欧洲人体内的菌群就没有这个本事，因为他们常吃的都是已经打得很烂了的糊糊外加一些肉糜。细菌们还会向外界借一些装备。比如，日本人的肠道细菌就跟它们住在海里的细菌兄弟们借了一个基因，专门为了吃寿司时好分解海苔用。一个纯种欧洲人，享受完寿司自助餐，回家后可能会便秘，因为他的肚子里就没有"海苔消化菌"。

那么，直接放点相关的菌到我们的肠道可以吗？不行，某个微生物在我们的肠道里住得如鱼得水，说明一则它喜欢肠道细胞的建筑结构，二则它喜欢肠道里的气候条件，三则它喜欢每天送来的食物。这三点人与人之间都大不相同，就连双胞胎也不例外。基因虽然是建造我们身体时的首席设计师，但是却没办法最终决定我们身体里的各式寄居者。比如，单卵双胞胎虽然拥有相同的基因，但是他们体内菌群成分并没有比普通兄弟姐妹更加相似。不仅仅是基因，生活方式、遇见的人、生过的病或者业余爱好等都共同决定了我们肚子里的小世界。

人类长到 3 岁的时候，肠道菌群差不多开始定型了。最初的肠道居民可以为整个身体未来的健康状况打下重要的基石，这在科学界已是公认的事实。各项研究都表明，人类出生后的几周内获得的菌群对免疫系统有十分重要的影响。小宝宝仅仅出生 3 周，就可以根据它肠道菌群的代谢产物来判断以后它患过敏、哮喘或者神经性皮炎的可能性有多高。除剖宫产外，营养不良、滥用抗生素、太过干净或者太脏都会对早期肠道菌群发育非常不利。比如滥用抗生素，它的作用就好比在肠道菌群的原始森林里放了一把火，需要很长的时间才能恢复。

2016 年初，上海儿童医院发布了一则招募志愿者捐献"便便"的公告，引发网友热议。任务很简单，定期捐献新鲜粪便，其中的肠道微生物给患儿做微生物移植治疗。院方在招募公告中介绍，肠道微生态紊乱与多种肠道和肠道外疾病密切相关，"一个健康人的肠道内存在 1000 ~ 1150 种细菌，总数达到 100 万亿，是人体细胞数量的 10 倍，其基因数是我们基因的 150 倍，因此被称为人体的第八大器官。"早在 2013 年，儿童医院就率先运用肠道菌群移植的方法治愈了一名伪膜性肠炎的患儿，并借此契机建立了上海首个肠道菌群库。这并不是噱头。研究肠道菌群的建立对人体的消化系统、循环系统、神经系统乃至免疫系统都有十分重要的作用，越早建立健康的肠道菌群越有利。不过总体而言，即便是像上海儿童医院"肠道志愿者"这种普罗大众看起来有点异端的治疗手段，对于婴幼儿建立健康的肠道菌群而言从某种意义上来说还都只属于"亡羊补牢"的阶段。要真正做到"未雨绸缪"就需要寄托全新的医疗理念，做到要多早有多早。

5.3 谁在操控我们的胖瘦

你一定困惑过，为什么有人甜食油炸食品统统不忌口，却身材窈窕、体态匀称。有人严格控制淀粉摄入，晚餐基本吃草，却总是减不掉腰上的游泳圈和脸上的婴儿肥？同样的食物，相同的食量，为什么不同的人吃了，结果却如此不同？所谓的健康食物，到底有没有标准？

看过第四章相关内容的朋友一定会说，这不就是我们自身基因的原因吗？其实这只是其中一个方面，我们的"第二基因组"，庞大的肠道菌群在很大程度上也参与其中，它们会控制我们的代谢和营养，甚至操纵我们的饮食，选择那些可以让它们发展壮大的食物类型。也正是因为这些肠道菌群的存在，"健康"的食物可能对某些个体完全没有用，或者甚至起反作用。

第一例"胖菌"的发现

有一位饱受肥胖困扰的志愿者，体重高达 174.9 公斤。由于胖，尽管才 26 岁，糖尿病、高血压、高血脂等多种代谢综合征都已经找上他了。不过幸运的是，他接受了一种特殊的治疗——"调整菌群的营养干预方案"。和以往那些励志型减肥不同的是，在治疗过程中，他并没有去努力运动，就静静的在家休养了 23 周。令人难以置信的是，23 周后他居然减掉了 51.4 公斤体重！而他的血糖、血脂、血压全部回到正常范围。

这一切是如何发生的呢？

研究人员分析了他的肠道菌群在整个 23 周的减重过程中的变化。结果发现，在营养干预前，这名志愿者肠道里面的内毒素产生菌占到了总细菌数的 30%，干预开始后，这些菌群的数量迅速下降，很快就下降到检测不出来的水平，他血液里的内毒素也大幅度减少，炎症减轻，各种代谢指标开始恢复正常。

那么这种内毒素和肥胖有什么关系呢？2007 年，欧洲科学家的一项里程碑式的研究发现，如果给小鼠持续注射低剂量的提纯的"内毒素"，诱发慢性炎症后，即便是吃低热量健康饮食小鼠却仍长成了大胖子，并且出现了胰岛素抵抗的症状。不过，他们一直没有找到能够引起肥胖的内毒素产生菌。

而在美国戈登实验室也有一个重要发现，那就是无菌动物不会因为吃高热量饲料而变胖，但是同样是这些动物，体内有了菌群以后，吃同样的饲料就开始肥胖了。

那么在大肠居住的"细菌居民"中谁是导致变胖的元凶呢？上面案例中的那位志愿者就是第一位尝试请科学家捉拿体内"胖菌"的人。

科学家推测，这名志愿者肠道里占绝对优势的产内毒素的肠杆菌属的病菌可能是造成他肥胖的重要原因。为了证实这个推测，研究者需要把这种病菌从志愿者的肠道里面分离出来，然后想办法在动物模型里验证它能不能引起肥胖。这种研究方法是一种确认传染病的病原菌的时候需要遵循的研究规则，叫做科赫法则，由德国医生科赫建立。研究者把志愿者治疗干预前后的基因图谱进行对比，根据菌群的变化，从中挑出了最可能的疑犯，并将其验明正身。原来这是一种属于"阴沟肠杆菌"的新菌株，编号为 B29。

为了将"嫌犯"B29 现场定罪，研究者将它放到怎么都吃不胖的无菌小鼠体内，看它是否确实能够将正常体重的小鼠变为胖子。令科学家兴奋的是，肠道里定植了阴沟肠杆菌 B29 的无菌小鼠，虽然吃正常饲料也不会肥胖，但一旦喂它高脂饲料，经过 15 周左右，它们就会变成肥胖小鼠，并且出现脂肪肝、胰岛素抵抗、炎症等典型的疾病症状。至此，就像寻找一个传染病的病因一样，通过满足"科赫法则"，科学家完成了寻找和证明能引起肥胖的细菌的全过程，找到了国际第一例"肥胖细菌"。

"胖菌"是如何操控我们体重的

在戈登实验室的研究中发现，动物肠道里存在一种物质叫做"饥饿诱导表达的脂肪因子基因（简称 fiaf）"。这个基因像个开关一样控制脂肪的积累，如果打开了，动物就只能燃烧脂肪，不能积累脂肪。在无菌动物肠道，这个开关一直是打开的，因此这些动物实现了无数人梦寐以求的理想，胡吃海喝却不用担心肥胖，因为它们只能燃烧脂肪而不会积累脂肪。

如果把菌群重新接回到无菌动物肠道里，fiaf 基因就关闭了。这个时候，要想烧脂肪，就需要适当的饥饿感刺激，fiaf 基因才能打开，才能开始烧脂肪。我们那种"饿过头就不饿"的感觉，就可能和饥饿感把 fiaf 基因打开，人体开始烧脂肪临时补充能量有关系。所以说，菌群通过关闭燃烧脂肪所需要的基因，让烧脂肪变得更加困难，储存脂肪变得更加容易。更为神奇的是，戈登实验室还发现，菌群在关闭肠道里 fiaf 基因的同时，还可以打开加快合成新脂肪的关键基因，本来"胡吃海喝"可以毫不担心肥胖问题的无菌小鼠，在有了菌群以后，尽管"自愿"减少了进食量，还是悲催地开始积累脂肪，走向肥胖。

阴沟肠杆菌 B29 是不是也用的这个策略呢？

为了搞清楚这个问题，科学家对阴沟肠杆菌 B29 中的 fiaf 基因，合成脂肪的相关几个基因的活性进行了检测。结果发现，阴沟肠杆菌 B29 可以代替整个菌群，关闭燃烧脂肪需要的基因、激活合成脂肪需要的基因，从而把动物变成一个高效积累脂肪的机器。

可以想象一下，当你的脂肪代谢基因被这种可怕的细菌绑架以后，你会进入一种什么样的状态："饿过头就不饿"的感觉开始消失了，不管饿多久，饥饿感都不能自己消失，只有吃东西才能缓解。可是，新吃进去的食物又会被高效地变成脂肪，于是，减重非常困难，增重非常容易，减肥成了一场永无休止的拉锯战。很显然，对于脂肪代谢基因被细菌绑架的人来说，要想有效减肥，必须减少"肥胖细菌"，解放自己的 fiaf 基因，在适度饥饿感的刺激下打开 fiaf 基因促进脂肪燃烧，然后饥饿感消失，只要静静休息，就能达到减重的目的。

在该研究中还意外地发现，菌群结构恢复正常以后，不仅产生内毒素引起肥胖的细菌减少，代谢健康可以逐步恢复，而且，产生致癌物质等有害毒素的各种病菌都会减少，罹患其他疾病的风险也会降低。

"瘦子"细菌

在肥胖细菌被发现的同时，瘦子细菌也几乎同时被发现，那就是拟杆菌。美国、法国和丹麦科学家在《科学》上发表论文，报告了他们把4对双胞胎姐妹的肠道菌群移植给无菌小鼠的实验结果。

这4对姐妹均为一肥一瘦，姑且称为"肥姐"和"瘦妹"。有趣的是，移植了肥姐肠菌的小鼠成了一只肥鼠，而移植了瘦妹肠菌的小鼠则还是一只瘦鼠。在这里，小鼠的肥瘦似乎与饮食无关，因为两种小鼠喂食的都是低脂、高纤维饲料。

更有趣的是，当把这两种肠菌不同的小鼠关在一个笼子里饲养时，肥菌不能取代瘦菌，而瘦菌却能入侵肥菌，结果有瘦菌的小鼠依然消瘦，而有肥菌的小鼠也不会变胖。

进一步分析表明，瘦鼠肠道的短链脂肪酸增加，可抑制脂肪在脂肪组织的积累，增大能量消耗，促进瘦素（饱腹感激素）分泌。菌群分析显示，具有入侵性的瘦菌是拟杆菌。其他研究也证明，小鼠肠道的拟杆菌确实与消瘦相关。

虽然上述研究，可能仅仅发现的是我们体内庞大细菌王国的冰山一角，不过也足以说明要想成功减肥，身体健康，一定要先养好我们体内的这些小家伙们！相信随着科技的进步，在基因检测，生物信息等强大技术后盾的支持下，我们对自己身体的了解和健康的把握会达到一个前所未有的高度。

5.4 让我们快乐的精灵

在中国古典文学中，"愁肠"常用来描写郁结愁闷的心绪："酒入愁肠，化作相思泪"，"愁肠寸断"，古人依据直觉似乎认为肠道可以影响人的精神状态。而生活中，我们也会找到大脑影响肠道的故事，比如某人一紧张就想上厕所，或者情绪不佳就吃不下饭。

这些是怎么回事呢?

随着对肠道菌群的深入研究，我们已经发现肠道里的细菌原来可以显著影响人的精神状态，所以又被称为"第二大脑"。肠道的坏细菌如果增多，是可以让人发生抑郁或者焦虑的。从这个角度来看，如果某种肠道菌组合让人发"愁"，是完全可能会发生的。

目前的研究表明，肠道对大脑的影响是通过脑肠轴来发挥作用的。所谓的"轴"即互相影响。脑肠轴就是说脑可以影响肠道，反过来肠道也可以影响大脑。

在 2000 年，在加拿大小镇沃克顿遭受了一场大洪水侵袭，细菌污染了当地的水厂，结果小镇有 2300 人受到了严重的胃肠道感染，而与此同时，这些本地感染者中有许多人同时罹患焦虑、抑郁等精神问题。

此外，临床也发现，抑郁症、自闭症的患者同时也有便秘等肠道问题。

2014 年，柯林斯将取自焦虑症患者的肠道细菌移植到了无菌小鼠体内——这些小鼠经过细致的饲养，它们的肠胃中没有任何细菌。在移植过后，这些小鼠也表现得更为焦虑。

另一项经典研究于 2013 年发表在《胃肠病学》杂志。大家知道，我们常喝的酸奶是一种益生菌，它含有活的细菌。酸奶中含有 4 种细菌，即双歧杆菌、链球菌、乳球菌以及乳酸菌。借助酸奶这种最常见的益生菌，在这项研究中，25 名健康的女性志愿者被分成两组，其中一组为 12 名测试者，她们在 4 周时间里每天喝两次市售的酸奶，每次一杯。另外一组不喝酸奶。在实验前后，研究人员都对被试者进行了脑部扫描，以评估她们对一系列面部表情图片（包括快乐、悲伤、愤怒等）的反应。出乎研究者的意料，两组被试者呈现出显著的差异：跟对照组相比，摄入酸奶的被试者对图片的反应更加平静。研究者认为，肠道细菌可以产生一系列神经递质，如血清素、多巴胺以及 GABA（γ- 氨基丁酸），它们都在人的情绪中扮演着关键角色。而酸奶中的细菌改变了被试者的肠道微生物构成，从而产生能够改变脑化学的物质。这项研究的主持者认为对于微生物来说，调节宿主的情绪是看似合理的生存策略，"快乐的人往往在社交中更加活跃，而一个人在社交中越活跃，寄生细菌交换和扩散的机会就越大。"

所以从某种意义上说，伴随我们一生的肠道菌群也是使我们快乐的精灵。

5.5 拯救被误解的中草药

随着生物科学的深入发展，特别是"马兜铃酸"事件后，依靠经验的传统中医备受质疑，而中药的安全性和有效性也被推上了舆论的风口浪尖。

马兜铃酸的故事

20世纪90年代初，欧洲发生了一件非常奇怪的事情：一批健康女性出现肾炎，而且迅速进展为肾衰竭。经过大量调查，发现了这些女性的共同点：她们都在减肥，而且都在使用一种"减肥中药秘方"，而她们用的秘方里有一味中药材——广防己。广防己是一味常见中药材，传统上被用于镇痛、利尿、降血压等。或许有人脑洞大开，觉得撒尿多就能瘦。不知道从何时开始，很多人开始拿它帮助减肥。之后，大量科学研究发现，导致肾衰竭的罪魁祸首是广防己里富含的"马兜铃酸"。从此世界上出现了一个全新的医学名词：中草药肾病（Chinese herbs nephropathy，简称 CHN）。而马兜铃酸不仅导致肾衰竭，还是超强致癌物！

2017年10月，《科学转化医学》杂志的封面故事发表了一篇题为"一种草药的阴暗面"的文章。在这篇文章中，来自新加坡的一个科学家小组通过分析中国台湾地区和亚洲其他国家等地的大量样本，马兜铃酸造成的肝癌后果得到证实。已有研究证明，马兜铃酸之所以致病，是因为它能够紧密结合在 DNA 上，导致在细胞复制的时候，容易把 T 变成 A，A 变成 T，也就是"马兜铃酸突变"。而在这项研究中，研究者对亚洲各地肝癌样本做了基因检测，发现中国大陆 47%，中国台湾地区 78%，东南亚 56% 的肝癌样品都明确显示与马兜铃酸诱导的细胞突变相关联。这是目前为止，有关马兜铃酸与肝癌之间关系最为确凿的一篇论文。

该文作者作了如下评论：马兜铃酸，这是草药中的一类化合物，常见于许多种传统医药当中，此前已经被揭示与肾衰竭、泌尿道癌症相关。因为其已知的毒性，一些国家已经限制或禁止使用含有马兜铃酸的草药，但人们仍可以通过网购和替代药方获取它。此外，研究者还指出，亚洲尤其是中国台湾地区广泛应用含马兜铃酸的草药，增加了多种不同癌症的风险。

我们常常能看到大量在网上论战中医有效性、科学性的帖子，他们各持己见，互不相让。有人甚至戏称"中医"和"转基因"问题是当今割袍断袖第一话题。其实，科学的问题还是要用科学的方式来证明。而肠道菌群相关研究为证明中药的有效性开辟了一条新的思路。

国内不少学者经过研究发现，很多健脾益气、扶正固本作用的中药制剂均具有调节肠道失调的作用。比如，在大黄造成的小鼠脾虚模型中，可出现小鼠的活动减慢、减少，大便溏薄等症状，其肠道菌群失调、双歧杆菌、乳酸菌等优势菌数量下降，当给予健脾益气、扶正固本作用的"四君子汤"后，双歧杆菌等均恢复到正常水平。还有的学者发现，一些中药对抗生素造成的肠道菌群失调能起到防治作用，可促进与恢复正常菌群的建立；还可通过扶植肠道正常菌群，使由抗生素引起的肠道白念珠菌增高的数量显著下降；对低温环境下发生菌群比例失调的小鼠，可使其肠道双歧杆菌、类杆菌、乳杆菌的数量增加。

有一味中药制剂叫做"葛根芩连汤"，有研究发现葛根芩连汤可以减轻 II 型糖尿病的病症。那么这个药是怎么起作用的呢？上海交大生科学院赵立平研究组（就是发现"胖菌"的那个研究团队），他们从肠道菌群的角度做了大量实验来研究该药物的药理和药效。这也是中国第一次注册制中草药的临床试验。研究结果发现葛根芩连汤治疗增加了一些益生菌的比例，并由此推断：糖尿病人肠道菌群的改变与葛根芩连汤抗糖尿病因子有关。

中国有句老话：病从口入。来自口中的好的食物会让人身体和谐健康；但是那些美味的食品，比如烧烤的食物、高糖高脂肪的饮食……你以为只是你自己觉得味道好，吃得开心吗？那可不一定！背后可能你体内的肠道细菌们觉得味道好，觉得开心而已。这些菌群劫持了你的口味来维持它们的生存，成就它在肠道微生态的霸主地位。所以，也许味道很好的食物，可能是很多慢性病的根源。

由此观之，我们中国古老文化中有许多东西被现代科学所检视，在某种程度上得到了验证。中国中医药的理论基础，虽然是源于古人的直觉与经验，却是个融合了哲学、民间医学甚至是巫术的集合。但是如外表看似老旧的大宅里往往藏着宝贝一样，里面有很多精华。比如中医中"天人合一"的养生观点，有的学者把它这样来解读：肠道菌群代表着天，人自然就是人体自己的组织器官。这样看"天人合一"，并不意味着人要进入自然界，实际上已经达到了合一状态。这里的"天"就是我们最密切的合作伙伴——肠道菌群，或者更宽泛一些寄宿在我们身体上的所有微生物群落。那么"天人合一"的最高境界，就是不拒绝大自然一分子的细菌进入人体，我们与它们和谐共存，为它们提供安身立命之所，使人的体内细菌更加多样化，它们会反过来激发人的免疫系统从而更加有效地对付外界刺激。

　　飞速发展的现代科学技术手段，帮助我们越来越清晰地认识人类自己和人类所处的这个世界。相信作为中国传统文化的中医，里面所藏着的精华也会在现代科技的帮助之下被一点一点地挖掘出来，逐渐并入现代医学的科学知识大树之中！

参考文献

［1］张昊．生命科学怪杰——克雷格·文特尔 [J]．生物学通报，2011(10)：60-62．

［2］安妮．古代王室的遗传病噩梦 [J]．大科技，2016，4．

［3］杜传书．医学遗传学（3版）[M]．北京：人民卫生出版社，2014．

［4］陈金雄．互联网＋医疗健康——迈向 5P 医学时代 [M]．北京：电子工业出版社，2017．

［5］NANCY S. T. The polymerase chain reaction- History, Methods and Applications[J]. Diagnostic Molecular Pathology, 1992, 1(1): 58-72.

［6］袁一雪．基因测序技术大升级 [J]．中国科学报，2017，8．

［7］SANGER F, NICKLEN S. DNA sequencing with chain-terminating inhibitors[J]. Proceedings of the national academy of sciences of the united states of America, 1977(74): 5463‐5467.

［8］MARDIS E R. Next-generation DNA sequencing methods[J]. Annual review of genomics and human genetics, 2008(9), 387‐402.

［9］SHENDURE J, JI H. Next-generation DNA sequencing[J]. Nature biotechnology, 2008(26), 1135-45.

［10］METZKER M L. Sequencing technologies – the next generation[J]. Nature reviews Genetics，2010(11)，31–46.

［11］徐鑫. 精准医疗：颠覆进行时，开启未来医疗新时代 [EB/OL]. (2017–05–23)http://mp.weixin.qq.com/s/gYnSMywP1uh9lPxRto–1lw.

［12］LO Y M. Prenatal sex determination by DNA amplification from maternal peripheral blood. Lancet，1989.2（8676）：1363–1365.

［13］美国匪夷所思的"杀子案"——毫不相关的乙二醇竟成为凶器？[EB/OL].（2017–11–18）http://mp.weixin.qq.com/s/ERU0ecZXYmxZPeEejrTm7g.

［14］百度百科. 孤儿药 [EB/OL] (2017–05–27) https://baike.baidu.com/item/%E5%AD%A4%E5%84%BF%E8%8D%AF/894688?fr=aladdin.

［15］春雨医生. 不要因 1% 的美好，而忽略了 99% 的痛苦！——关注自闭症儿童 [EB/OL].（2016–04–01）https://mp.weixin.qq.com/s/_wD3UY9Smpk3OuaD2CIM3Q.

［16］郭延庆，杨晓玲. 孤独症诊断的历史发展 [J] 国际精神病学杂志，1998，1.

［17］ACMG Prac tice Guidelines，Clinical genetics evaluation in identifying the etiology of autism spectrum disorders: 2013 guideline revisions.

［18］肖瑾，徐光兴. 自闭症及有关儿童发展障碍 [J] 健康心理学杂志，2000 8(5).

［19］RAHMAN S. Leigh Syndrome: Clinical Features and Biochemical and DNA Abnormalities[J]. Annals of

Neurology, 1996, 39:343-351.

[20] 世界首例三亲婴儿诞生, 引发医学伦理争议 [EB/OL].(2016-11-04) http://baby.sina.com.cn/health/bbjk/hxse/2016-11-04/doc-ifxxneua4008178.shtml.

[21] 三亲婴儿缔造者遭 FDA 警告称其将此技术投入市场违法 [EB/OL]. (2017-08-29) http://news.ifeng.com/a/20170829/51793043_0.shtml.

[22] Help Me Understand Genetics[EB/OL].https://ghr.nlm.nih.gov/primer.

[23] ESC Guidelines on diagnosis and management of hypertrophic cardiomyopathy (2014)35, 2733-2779.

[24] 马继政, 季鹏.肥厚型心肌病与运动员心脏 [J] 体育科技, 2010(31)1.

[25] 常芸.运动员心脏的热点问题与研究进展 [J] 体育科学, 2010(30)10.

[26] CHILD A H, ARAGON MARTIN J A, SAGE K.Genetic testing in Marfan syndrome[J].British Journal of Hospital Medicine, 2016, 77(1).

[27] GOURRAUD J B, BARC J, THOLLET A, et al.The Brugada Syndrome: A Rare Arrhythmia Disorder with Complex inheritance[J].Frontiers in Cardiovascular Medicine, 2016, 3(9).

[28] 李俊强, 王国林, 宁金民.Brugada 综合征研究进展 [J]. 热带医学杂志, 2016（1）, 123-125.

[29] 谭姣, 程宁, 白亚娜, 等.Brugada 综合征亚型相关致病基因的研究进展 [J]. 中国优生与遗传杂志, 2011, (2）,

15–17.

［30］ BAGBALL R D. A Prospective Study of Sudden Cardiac Death among Children and Young Adults[J]. New England Journal of Medicine，2016，374：2441–2452.

［31］ LAHROUCHI N，BEHR E R，BEZZINA C R. Next-Generation Sequencing in Post–mortem Genetic Testing of Young Sudden Cardiac Death Cases[J]. Frontiers in Cardiovascular Medicine，2016，3(5).

［32］ 李治中. 癌症·新知：科学终结恐慌癌症新知 [M]. 北京：清华大学出版社，2017.

［33］ 李治中. 癌症·真相：医生也在读 [M]. 北京：清华大学出版社，2015.

［34］ 三姐. "这就是癌" 每个人身体里都住着一群小混混，有一天……[EB/OL]. （2016–11–27）http://mp.weixin.qq.com/s/J7siejXVFTd1u1pWMcRhlQ.

［35］ 菠萝原版：深度解读 2017 美国癌症报告，数据让你意想不到！[EB/OL]. （2017–12–16）http://mp.weixin.qq.com/s/GYQAuKetbjcs46l6bqWoVw.

［36］ 国家食品药品监督管理总局，世界卫生组织国际癌症研究机构致癌物清单 [EB/OL]. （2017–11–14）http://www.sfda.gov.cn/WS01/CL1991/215896.html.

［37］ 世卫公布最新致癌物清单，请签收！[EB/OL]. （2017–11–23）http://mp.weixin.qq.com/s/wMG_peprpzAD7d69c6eUxg.

［38］ For most 'healthy' obese, health declines over time[EB/OL]. （2015–01–05）https://www.eurekalert.org/pub_releases/2015-01/acoc-fm122214.php.

［39］SOLAS M, MILAGRO F I, MARTINEZ-URBISTONDO D, et al. Precision Obesity Treatments Including Pharmacogenetic and Nutrigenetic Approaches[J]. Trends in Pharmacological Sciences, 2016, 37(7): 575-593.

［40］JOFFE Y T, HOUGHTON C A. A Novel Approach to the Nutrigenetics and Nutrigenomics of Obesity and Weight Management[J]. Current Oncology Reports, 2016, 18(7): 43.

［41］FOND G, MACGREGOR A, LEBOYER M, et al. Fasting in mood disorders: neurobiology and effectiveness. A review of the literature. Psychiatry Resherch, 2013, 209(3): 253-8.

［42］邹恒的. 肾上腺素能受体基因与解偶联蛋白基因联合变异与肥胖关系的研究. 北京协和医学院中国医学科学院. [R] 硕研究生学位论文.

［43］唐宁, 严提珍, 黄际卫. 肥胖易患基因的研究进展 [J]. 医学综述, 2016（1）.

［44］罕见病科普丨什么是小胖威利（Prader-Willi）综合征？ [EB/OL]. （2018-01-10）http://mp.weixin.qq.com/s/Kdh3QVIWIp2q3OUUmoL8cQ.

［45］ESAYED MOUSTAFA J S, FROGUELP. From obesity genetics to the future of personalized obesity therapy[J]. Nature Reviews Endocrinol., 2013, 9, 402-413.

［46］FROGUEL P, BLAKEMORE A I. The power of the extreme in elucidating obesity[J]. New England Journal of Medicine, 2008, 359, 891-893.

［47］SAEED S. Genetic variants in LEP, LEPR and MC4R

explain 30% of severeobesity in children from a consanguineous population[J]. Obesity, 2015, 23, 1687–1695.

[48] Severe obesity linked to newly identified gene mutations[EB/OL]. （2018–01–10）https://www.myscience.org/news/2018/severe_obesity_linked_to_newly_identified_gene_mutations-2018–imperial.

[49] HARVARD T H. Chan School of Public Health[EB/OL]. （2017–01–5）.

https://www.hsph.harvard.edu/nutritionsource/healthy-eating-plate/ accessed 5 Jan2017.

[50] BARRINGTON W T, WULFRIDGE P, WELLS A E, et al. Improving Metabolic Health Through Precision Dietetics in Mice[J]. Genetics, 2018, 208(1): 399.

[51] 莫勒姆 . 基因革命 [M]. 北京：机械工业出版社，2015.

[52] VAN DEN BERG H, DAGNELIE P C, VAN STAVERN W A. Vitamin B12 and seaweed[J]. Lancet, 1988, 1:242–3.

[53] No one–fits–all healthy diet exists[EB/OL]. （2016–7–18）https://www.sciencenews.org/article/no-one–fits–all–healthy-diet–exists?mode=topic&conte.

[54] 陈扬等 . 我国耳聋预防的研究现状 [J]. 中医耳鼻喉科学研究，2010（4）.

[55] RAVE L. American College of Medical Genetics and Genomics guideline for the clinical evaluation and etiologic diagnosis of hearing loss[J].Genetics in medicine, 2014.

[56] 王辰，姚树坤 . 著精准医学：药物治疗纲要 [M]. 人民卫生

出版社，2016.

［57］罕萨族：九百年没人得癌，九十岁老人仍下地劳作，素食成就了这个神奇的民族？[EB/OL].（2016-12-10）.http://www.360doc6.net/articlenew/613607639.html.

［58］一节生姜.九百年没人得癌的罕萨族有什么秘密？[EB/OL].（2017-03-17）http://mp.weixin.qq.com/s/EeXRh4uIHAfeM0N4qPLR1g.

［59］PETER K.Genome-wide meta-analysis associates HLA-DQA1/DRB1 and LPA and lifestyle factors with human longevity[J].Nature Communications，2017，8.VFG.

［60］CHA A E. Secrets of longevity may lie in long-livedsmokers，a 'biologically distinct' group with extraordinary gene variants. [EB/OL]. (2015-09-10) https://www.washingtonpost.com/news/to-your-health/wp/2015/09/10/long-lived-smokers-may-be-a-biologically-distinct-group-with-an-extraordinary-gene-network/?utm_term=.472ffdbad3db.

［61］BRUNO M. Massive genetic study shows how humans are evolving [EB/OL].（2017-9-06）http://www.nature.com/news/massive-genetic-study-shows-how-humans-are-evolving-1.22565.

［62］肠道菌群：你不知道的那部分"自己"[EB/OL]. (2013-03-01)https://m.guokr.com/article/436743/.

［63］中华人民共和国科学技术部.人体肠道元基因组研究获突破性成果 [EB/OL].（2010-03-10）http://www.most.gov.cn/gnwkjdt/201003/t20100309_76218.htm.

［64］微生物专家赵立平：喂好肠道菌群健康活到 100 岁 [EB/OL].（2018-02-11）http://finance.sina.com.cn/meeting/2018-02-11/doc-ifyrkzqr1911683.shtml.

［65］MILANI C, DURANTI S, BOTTACINI F, et al. The First Microbial Colonizers of the Human Gut:Composition, Activities, and Health Implications of the Infant Gut Microbiota[J]. Microbiology and Molecular Biology Reviews, 2017, 81(4).

［66］DOMINGUEZ-BELL M G, DE J, ESUS-LABOY K M, et al. Partial restoration of the microbiota of cesarean-born infants via vaginal microbial transfer[J]. Nature Medicine, 2016, 22(3)：250-3.

［67］恩德斯 . 肠子的小心思 [M]. 江苏科学技术出版社，2016.

［68］何珉 . 婴幼儿肠道菌群的建立，顺产与剖宫产有何区别 [EB/OL].（2017-10-20）http://mp.weixin.qq.com/s/Zh7wcVbytp6rDmKGMBLUUw.

［69］吴家睿 . 大健康时代的新思维 [EB/OL]. (2018-02-25) http://mp.weixin.qq.com/s/k7IT0_M_Ip1iF61lROseoQ.

［70］生物探索 . 草药的阴暗面 —— 引发肝癌 [EB/OL].（2017-10-20）http://mp.weixin.qq.com/s/VONrp5 PHbUrlIFDSeoLj4A.

［71］赵立平 . 肠道菌群到底是如何让你肥胖的 [EB/OL].（2017-04-08）http://mp.weixin.qq.com/s/yGxdsRFsmyL-ft5uGgv7vQ.

［72］RIDAURA V K. GutMicrobiota from Twins Discordant for Obesity Modulate Metabolism in Mice[J].Science, 2013,

341.

［73］WALKER A W, PARKHIL L J. Fighting obesity with bacteria[J]. Science, 2013, 341.

［74］杜玮南. 从中华文化一窥肠道菌群 [EB/OL]. （2017-05-23）http://mp.weixin.qq.com/s/W0x2q8rujZjhTPBdWfLRGg.

内容提要

随着生命科学的迅猛发展，以往显得略有些神秘的基因科学和相关的检测技术，已经逐渐走出科学实验室，飞入寻常百姓家。我们正在面临一个继农业经济、工业经济、信息经济之后的生物经济时代。

但是基因、基因科学和基因检测技术究竟是怎么一回事？它与我们的健康有着怎样复杂的关系？基因科学与精准医学、健康管理、智能诊疗、生活方式又有什么联系？本书希望能够通过通俗的语言和有趣的故事，为读者朋友揭示生命的语言——人类基因的奥秘。

图书在版编目（CIP）数据

生命的语言：揭示人类基因的奥秘 / 邱晓芳，时鹏著. —北京：中国纺织出版社，2018.7

ISBN 978-7-5180-4914-1

Ⅰ. ①生… Ⅱ. ①邱… ②时… Ⅲ. ①人类基因—普及读物 Ⅳ. ① R394-49

中国版本图书馆 CIP 数据核字（2018）第 075657 号

策划编辑：顾文卓　　责任印制：储志伟

中国纺织出版社出版发行

地址：北京市朝阳区百子湾东里 A407 号楼　邮政编码：100124

销售电话：010-67004422　传真：010-87155801

http://www.c-textilep.com

E-mail: faxing@c-textilep.com

中国纺织出版社天猫旗舰店

官方微博 http://weibo.com/2119887771

三河市延风印装有限公司印刷　各地新华书店经销

2018 年 7 月第 1 版第 1 次印刷

开本：880×1230　1/32　印张：6.5

字数：125 千字　定价：36.80 元
